その一錠があなたの寿命を縮める

薬の裏側

THE SECRET
OF
MEDICINE

薬剤師 鈴木素邦

SOGO HOREI PUBLISHING CO., LTD

プロローグ　あなたは何のために薬を飲むのか？

本書を手に取っていただいて、ありがとうございます。鈴木素邦《そほう》と申します。３万人以上の薬剤師を輩出する仕事をしていた経験から、薬局向けのコンサルタントとして、日々、全国を飛び回って、薬局の経営者にさまざまなアドバイスをしています。

私はかつて、**調剤薬局で働いた経験もありますが、私が現場を見ていると気になることがあります。**

それは、薬局で薬を買っているお客様が、「何のために」薬を飲んでいるのかどうか、あまり理解していない、ということです。

「何の薬かよくわからないけど、医師が処方してくれたから飲む」

「体調が悪いから薬を飲む」

「日々の健康のプラスにサプリメントを日常的に飲んでいる」
「お酒を飲むので、肝臓に効く栄養ドリンクを飲む」

など、さまざまなケースが考えられます。

健康を保つために処方薬からサプリメントまで、私たちの生活は薬に囲まれています。が、考えていただきたいのは、あくまでも、そうした「薬」は手段に過ぎない、ということです。

究極を言ってしまえば、健康が保たれているならば、薬を飲む必要はありません。

しかし、ほとんどの方は薬を飲まないという選択しないでしょう。なぜならば、薬がどのように効くのか理解している人はほとんどいませんし、薬の副作用についても説明が不十分なケースもあるからです。医師に処方された薬を飲まなければ、病気が治らないと思い込んでいる人もいるでしょう。

また、栄養剤を飲むことが健康を維持することだと勘違いしている人もいます。健康を保つためには、薬を飲む以外の手段もあるのです。

また、健康を保つために、薬を飲む以外の手段がある場合もありますが、病を治すには、健康を維持するには薬を飲むべきだと考える人も多いのです。

薬は毒にもなりうる

皆さんに質問があるのですが、「薬と毒は紙一重」という言葉を聞いたことは、ないでしょうか？

昔から毒と薬の関係は非常に深いのです。

例えば、鼻炎や鼻詰まり、くしゃみに効果的なジフェンヒドラミンいう花粉症の薬があります。この薬は、アレルギー原因物質であるヒスタミンの作用が出にくいようにする作用があり、スギ花粉などの刺激によって体内に増えてしまったヒスタミンによる鼻炎や鼻詰まり、くしゃみなどの症状を弱めます。

花粉症の患者さんからするとうっとおしい症状から解放される薬なのですが、この薬は、強い中枢抑制効果を持ち、眠気などから車の運転などはできません。ジフェンヒドラミンは、花粉症の症状から解放される薬ではありますが、眠気が出ては困る人からすると、毒です。夜寝つきが悪く、その時に鼻炎や鼻詰まりが酷いならば、ジフェンヒドラミンは最高の薬でしょうが、そんなに都合が良くはいきませんよね。

つまり、花粉症の人からすると、アレルギー薬としての治療効果がある側面と、毒の眠気作用の側面が存在するわけです。

薬が毒になりうるとき

後のページで詳しく紹介しますが、**薬には創薬の段階で設計された本来の「望ましい作用（主作用）」と、本来の設計した作用とは異なる「望ましくない作用（副作**

【薬の主作用と副作用】

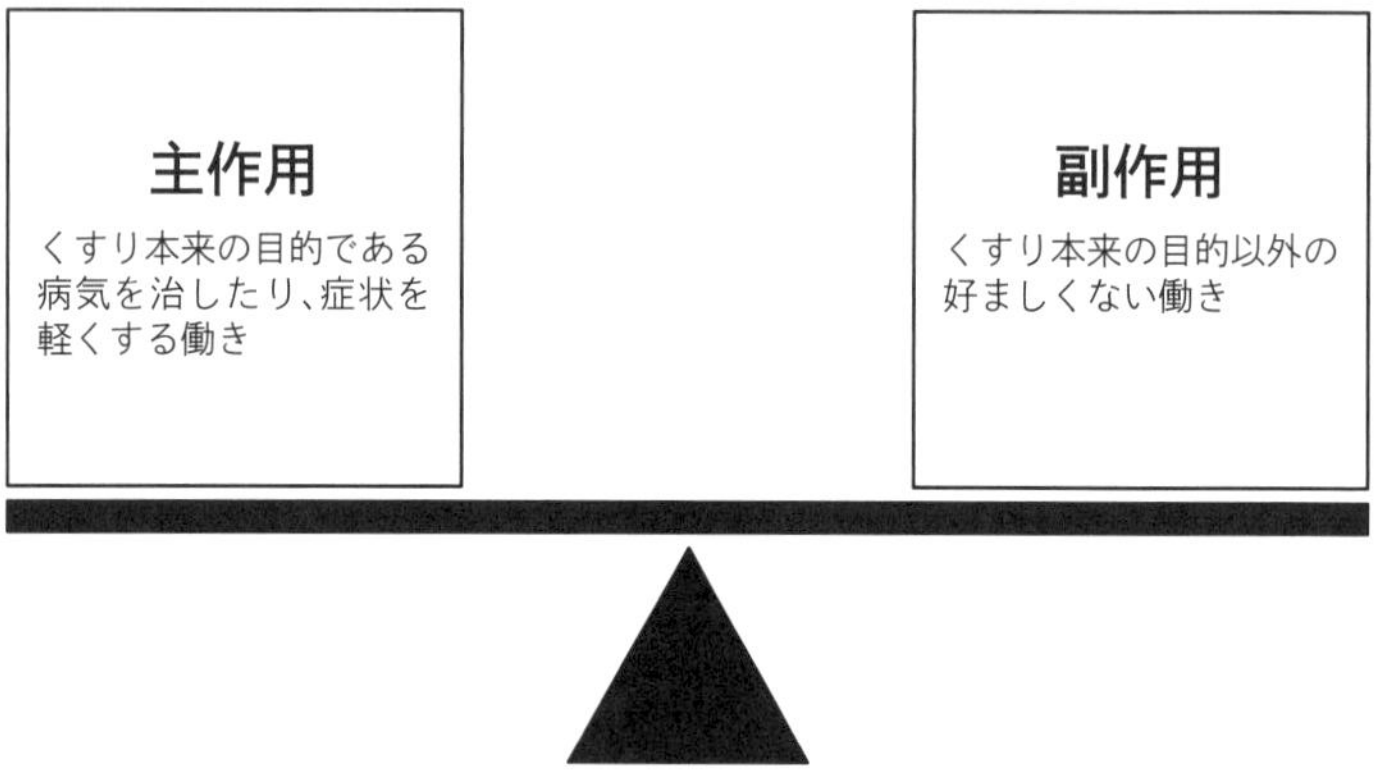
主作用
くすり本来の目的である病気を治したり、症状を軽くする働き
副作用
くすり本来の目的以外の好ましくない働き

服用する量や組み合わせによっては、副作用が働くこともある。
薬の説明書を読んで用法・容量を正しく守って服用する。

用）」の二つの作用があります。

薬は服用したり、注射したりして、私たちの体内に取り込み、体を構成している**細胞を覆っているタンパク質と結合し、一種の化学反応を起こして、患部に作用します。**

当然のことながら、決められた容量以上に服用すれば、副作用が出てしまう可能性は高くなります。

また、私たちの身の回りには、薬の作用を強めたり、弱めたりする飲料や嗜好品《しこう》がたくさんあります。お酒、ビール、牛乳やお茶、コーヒー、タバコなどこうしたものと一緒に特定の薬を飲んでしまうと副作用が起きやすいのです。

さらに、近年は健康に対する関心が高く、さまざまな健康食品が世の中に出回っています。中には利益を優先するあまり、効果の怪しいものや製造過程に問題があるものも少なくありません。

健康食品の中には、いかにも肝臓に効きそうな濃縮ウコンのように濃度が濃いものもあります。濃度の濃いものを大量に摂取することで、副作用を起こすこともあるのです。またウコンも品種によっては、忌避すべきものもたくさんあるのです。

健康になるからといっても、自分の体質や用法、容量を守らなければ、問題が起きてしまうことがあるのです。

市販されている風邪薬で薬物依存症に！

市販薬をよく服用する人の中には、市販薬が原因で薬物依存症になってしまったケースがあるということです。

2021年、国立精神・神経医療センターの薬物使用に関する全国住民調査では、解熱鎮痛薬の乱用経験率は特に15歳から19歳の女性で高く、こうした医薬品の乱用は依存症の臨床でも報告されています。

なぜ、市販薬での乱用が増えているのでしょうか？　それは市販薬に依存成分が入っているからです。

主に2つの依存成分が入っています。

ジヒドロコデイン（オピオイド）

ジヒドロコデイン（オピオイド）は、咳止め薬によく入っている成分です。

オピオイドとはオピウムのようなものという意味です。オピウムはヘロインやモルヒネ、大麻の仲間で、麻薬性鎮痛薬の作用があります。もちろん、モルヒネよりも遥かに依存度が弱いものですが、大量に摂取することで、依存症になってしまいます。

なお、オピオイド依存症によって亡くなった人は、アメリカで年間数万人もの死亡者が出ています。

ジヒドロコデイン（オピオイド）は、中枢神経抑制薬といわれ、ダウナー系ドラッグと呼ばれています。脳の働きを抑制し、覚醒度を低下させる作用があります。

メチルエフェドリン

いろいろな風邪薬に入っているメチルエフェドリンは、メタンフェタミンの仲間です。中枢神経興奮薬と呼ばれ、俗に「アッパー系ドラッグ」と呼ばれています。大量に服用することで、覚醒剤と同じように気分の高揚をもたらすものです。

咳止め薬や風邪薬にも、服用する量を守らなければ、薬物依存症をもたらす、毒となる場合があるのです。

健康サプリメントの服用で、健康被害に

飲み会などで、アルコールを多量に摂取するときに、肝機能を上げようとして、ウコンを多量に摂取する人がいます。

しかし、カレーなどの食品に含まれている量のウコンを摂取するのと、薬局やドラッグストアで売られている濃度の高いウコンを摂取するのとでは、まるで効果が違います。

ウコンの過剰摂取や濃度の高いものを長期に摂取することで、健康を害したり、もともと服用している薬との相互作用によって、健康に良くない影響が生まれたりします。

日本では、カレーなどの香辛料に用いられているウコンはアキウコンと呼ばれるものですが、ウコンと一口に言っても、ハルウコンやムラサキウコンなどのウコンは、アキウコンと含有成分がことなります。含有量成分の異なるハルウコンを多量に摂取

することで、健康被害が増加しています。

また、体質によってウコンのサプリメントをそもそも服用してはいけない人や、摂取すると症状が悪化する人もいます。

例えば、アキウコンでは、胃潰瘍、胃酸過多、胆道閉鎖症の人は禁忌とされています。C型慢性肝炎を患っている人の中には、鉄過剰を起こしやすい人もいます。実はアキウコンの製品には、鉄を多量に含有するものがあり、C型慢性肝炎で鉄過剰になっている人には良くないのです。

さらに、サプリメント製品会社の品質管理が悪いために、健康被害が増大した例も少なくありません。ドラッグストアや薬局などで購入できる栄養剤やサプリメントはとりあえず飲むというのは、やめたほうがいいのです。

薬には必ず副作用がある

こうした問題が起きる背景には、薬が万能であるという信仰があると思います。つまり、薬の良い面（メリット）しか、ほとんどの人は見ようとしていないのです。自分が直面している病気が不安だからという心理も働いているでしょう。

しかしながら、冒頭で紹介したように、薬には人間にとって、良い効果をもたらす主作用の側面と、毒のように悪い効果をもたらす副作用の側面が存在します。

主作用には、次の4つあります。

病気の治療
痛みを抑える、炎症を抑える、感染症と戦う。

症状の緩和
痛み、吐き気、発作などの病気の症状を緩和する。

予防
インフルエンザなどの感染症から身を守る。

健康な状態を維持
高血圧やコレステロール値を下げるのに役立ち、心臓病や脳卒中を予防する。

この4つの主作用を生かすためには、薬の説明書をよく読んで、用法・用量を守って、副作用が起きない状態で、薬を使うのが原則です。

薬は物質ですが、人間は個人差があります。体の中で分解や活性化が行われることによって薬が初めて作用します。

薬は主に肝臓で分解されて、薬の効き目が失われ、腎臓を経て、体外に排出される過程を辿ります。

ところが、**人体の分解や活性化の能力は人それぞれ違うのです**。わかりやすい例は、お酒です。お酒にすぐ酔う人もいれば、浴びるように飲んでも二日酔いを全くしない人もいます。

なぜなら、お酒の分解力に個人差があるからです。同じように薬でも個人差が出やすい薬が存在します。ある程度の期間、薬を飲んでみても体調が改善しない、検査の数値が改善しないなどあれば、薬が身体にあっていない可能性があるのです。

また、加齢による体質の変化もあります。年齢によって、肝臓や腎臓の処理能力が衰え、薬が体内にとどまってしまうということもあります。

薬に頼り過ぎず、あなたの自然治癒力を上げる

患者さんの中には、医療機関に行くのは薬をもらうためとおっしゃる方がいらっしゃいます。もちろん、医療機関に行かなければもらえない治療薬もあります。抗がん剤、抗リウマチ薬、難病の治療薬など飲まないと症状が悪くなってしまうものもあります。しかし、**これまで話してきたように「病気を治す≠薬」なのです。**

中高年になると増えてくる生活習慣病。その中に糖尿病や高血圧症という病や症状があります。

生活習慣病を治すためには、薬も選択肢の一つですが、やはり食生活改善や運動のが、一番効果が高いのです。

糖尿病の治療では、生活習慣の改善が主目的です。しかし、食生活や運動の改善をしても効果が出ない場合、そのまま放置していると、血圧や血糖値などあらゆる数値

が悪くなります。
そこで、糖尿病薬を使って、数値を安定させ、その間に生活習慣を改善するのです。先ほどの薬の4つの主作用のうち健康を維持するための薬が糖尿病薬です。
しかし、実際には薬を飲み始めたら、食生活や運動習慣を改善する努力を怠ってしまう人が多いのです。**それは薬が万能だと思い込んでいることと、「薬を飲んでいるから大丈夫」という心理が働いてしまうからです。**薬に効果があっても、生活習慣が改善されなければ根本的な治療にはなり得ません。

その結果、どうなるのか？　残念ながら数値がどんどん悪化していくので、健康を維持するためにより強い薬が処方されたり、服用する薬の数が増えたりすることになります。もちろん、糖尿病薬は安全に配慮された薬ばかりですが、服用する薬の数が増えることで、副作用のリスクも大きくなります。

そうならないためには、生活習慣の改善も重要になってくる、というわけです。

薬だけでは、健康にはなりません。そして、使い方を間違えれば、どんなに安全な薬であっても、薬は毒になることもあるのです。だからこそ、薬は私たちの健康にとって、どのような影響を及ぼすのか？　そのことを十分学びながら、正しく付き合ってもらいたいと思っています。

医療とお金

大きな病気になると、お金がかかるイメージを持つ人が多いです。仕事を休むことで収入が下がったり、高額な医療費がかかったりするのではないだろうかと、悩まれている方もいるのではないでしょうか。

確かに、収入が下がるリスクなどはありますが、日本には世界が誇る皆保険制度があり、かなりのセーフティーネットが作られています。本文で詳しく書きますが、保険外高額な治療法などもありますが、**ほとんどの最も優れた治療法は、保険診療で基本は受けられます。**

例えば、**医療保険外の癌の先進医療という言葉がありますが、保険で受けられる標準治療の方が優れた治療成績を残しています。**標準治療まであと一歩の治療が先進医療であり、言葉に騙されてはいけません。

また、藁をもつかみたい気持ちで、先進医療を受けざるを得ない時もあるでしょうが、どのくらいの金額がかかるのか見込めれば無駄に、掛け捨てのがん保険などをかけずに、正しく準備ができると思います。

本書は、薬を飲む機会が多い人にも健康を維持するためのヒントが欲しい人にも、役立つ本になるように執筆しました。薬と安全に付き合うためには、薬が持っている特性をよく知って、正しく使っていただきたいと思います。飲めば必ず健康になるという万能薬のイメージを捨てて、自分に必要なものを、必要な分だけ服用すること。そして、自分の治癒力を上げる方法を本書で学んでもらいたいと思います。

私たちはさまざまな薬に囲まれている

プロローグの最後にちょっとした図（左図）を見てもらいましょう。

私たちの日常生活は、さまざまな薬に囲まれていることがわかります。その薬は大きく分けて、**「自分の意思で購入できる薬」**と**「自分の意思で購入できない薬」**の二つに分けられます。自分の意思で購入できる薬の代表は、ドラッグストアや薬局などで売られている「市販薬」や通販で購入できる「健康食品やサプリメント」です。自分の意思で購入できない薬とは、医師が処方する処方薬です。

健康食品やサプリメントも体の中で作用するのですから、薬と同じです。より多くの薬を服用すれば、副作用になる確率も高まります。また、費用も高くなるでしょう。

専門家のアドバイスをどのように受けて、副作用を減らす飲み合わせを考え、費用を抑えながら、健康を目指す。その具体的な方法を本書ではお伝えしていきます。

【私たちは、さまざまな薬に囲まれている】

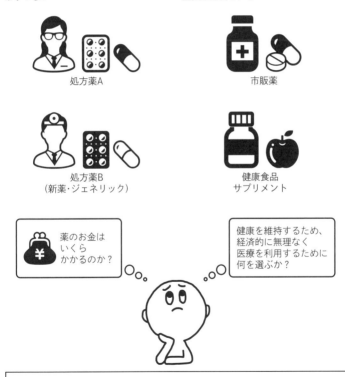

自分の意思で
購入できない薬

科学的に効果が実証されており、専門家である医師の判断で使用できる。一方で専門薬のため作用機序などが素人にはわかりづらい

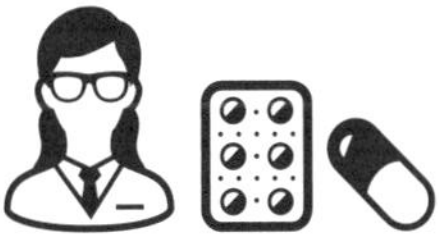

処方薬A

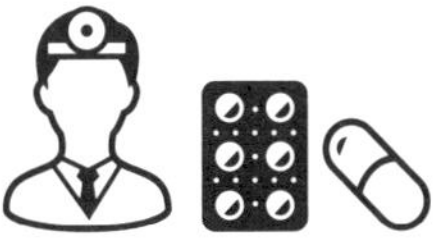

処方薬B
（新薬・ジェネリック）

自分の意思で
購入できる薬

科学的に効果が実証されていないものも多い。一方で映像などで素人にもがわかりやすく示されており、安心感を与える宣伝もされている

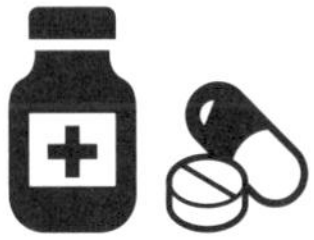

市販薬

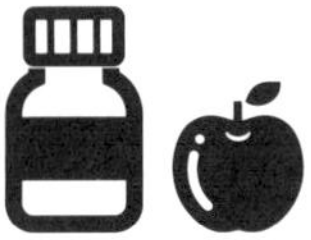

健康食品
サプリメント

薬のお金は
いくら
かかるのか？

健康を維持するため、
経済的に無理なく
医療を利用するために
何を選ぶか？

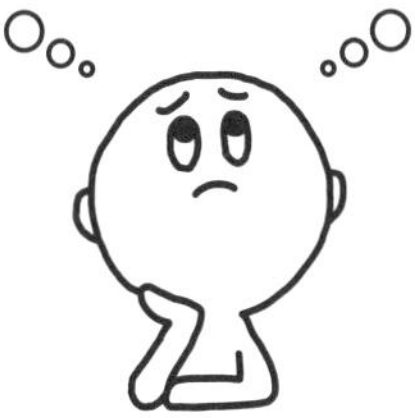

この本は正しく健康を維持するために、薬とどのように付き合えばいいのかを具体的に詳しく書いていきます

目次

プロローグ　あなたは何のために薬を飲むのか？……2

第1章　よく使われる薬の勘違い

世の中には、いわゆる「風邪薬」は存在しない!?……28
抗生物質信仰の弊害……37
少しキケンな薬の話……40
便秘薬で便秘を治すのは逆効果になりやすい……55
便は健康のバロメーター……59
下痢止め薬は必要最低限の利用を！……63
高血圧の人は要注意！　血管を収縮させて、鼻炎を止める

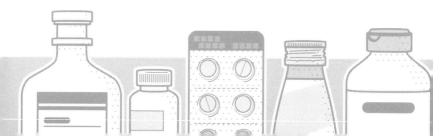

薬もある……68
「漢方薬には副作用がなく安全」は大きな間違い……71
目薬の点眼の仕方は、9割が間違っている……74

第2章 副作用を減らす薬の飲み方

薬はどうやって作用するのか？……84
副作用はなぜ起こるのか？……88
飲み薬の種類は大きく二つに分けられる……97
薬の飲み合わせと相互作用……103
薬の相互作用を管理する処方箋《せん》の意味とは……115
処方箋は情報の山……119
マイナンバーカードの健康保険証によって何が変わるか……135

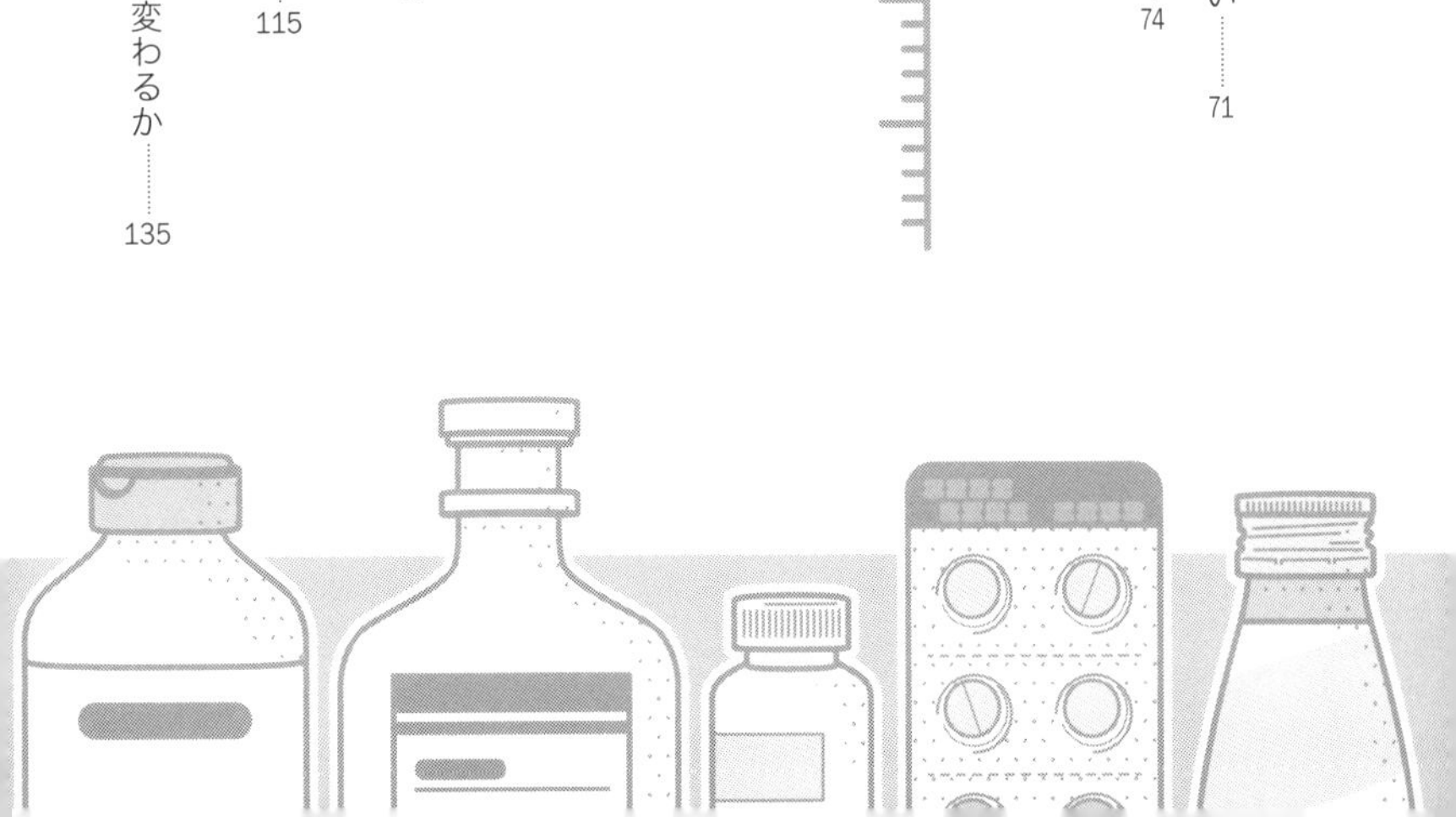

第3章

自己治癒力を上げる薬との付き合い方

6種類以上の薬を飲むと副作用のリスクが上がる……140
薬は用法と用量を守るのが大原則……146
がんと生活習慣病……161
病気のデパート糖尿病……164
勝手に薬の飲む量を調整すると病が長引くことも……174
健康には「食事」「睡眠」「運動」がなぜ大切？……177
自己治癒力を高める「食事」……178
自己治癒力を高める「睡眠」……182
自己治癒力を高める「運動」……184
病気になると新たな視点が生まれる……186

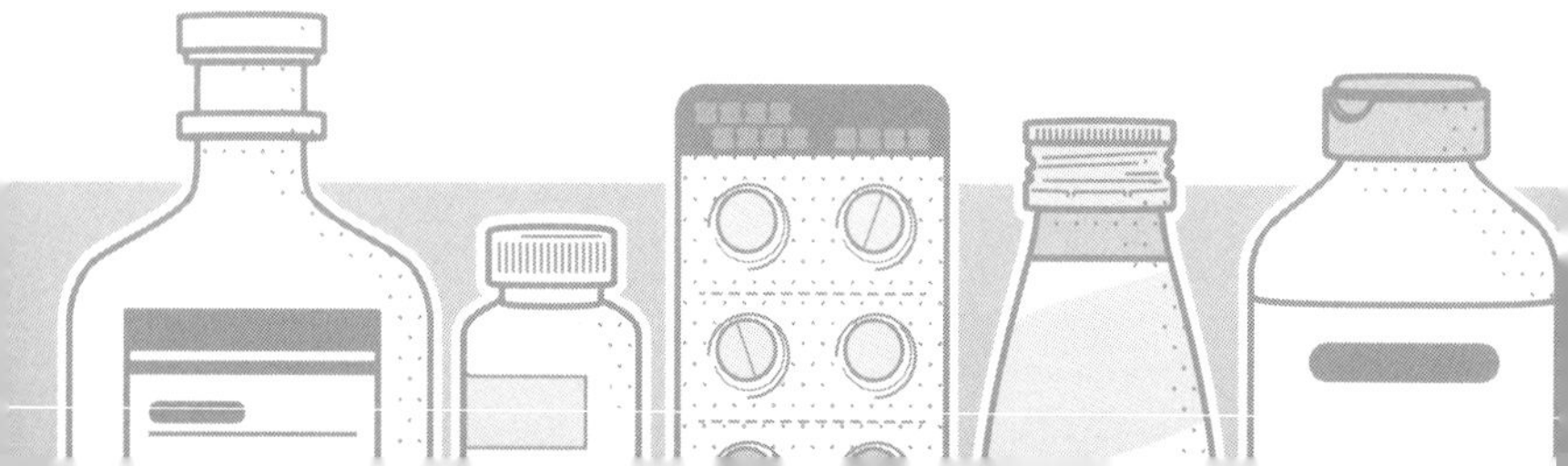

第4章 気になる薬の裏事情

新薬は本当に安全なのか？……190
新薬はどのようにできるのか？……193
新型ワクチンは本当に安全だったのか？……199
命に関わる副反応の確率は？……203
サプリメントと健康食品は体に良いのか？……207
がんや難病患者さんへの民間療法は本当に効果があるのか？……219
健康食品と医薬品の飲み合わせは注意が必要……224
薬の情報をどこから仕入れるか？……228

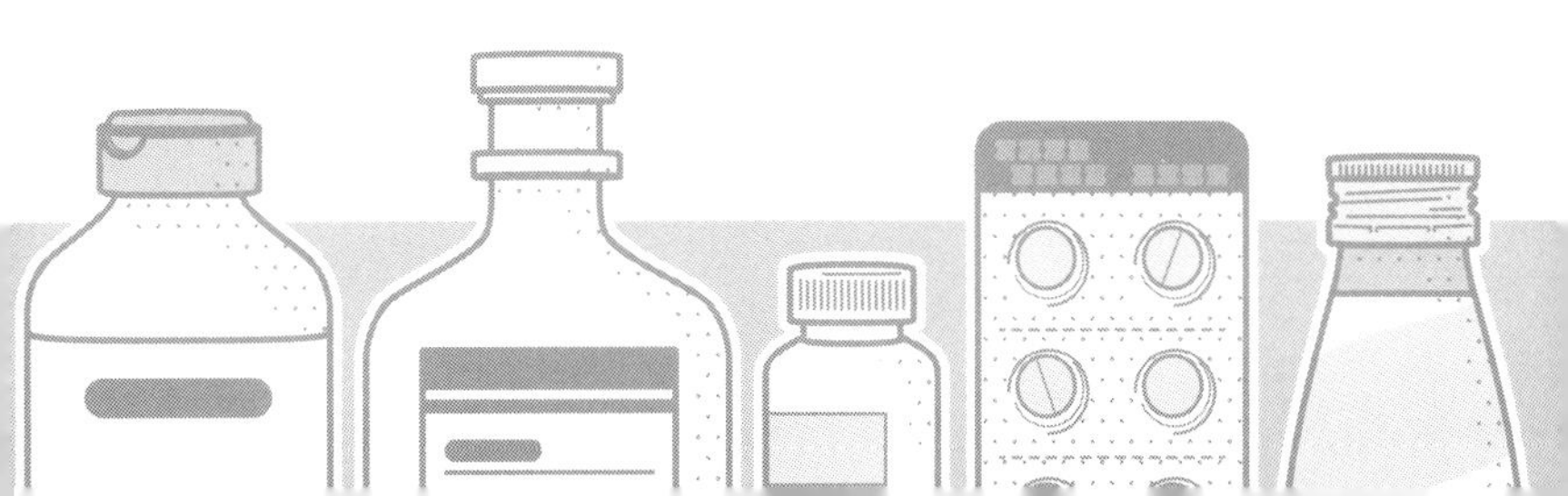

第5章 知らなければ損をする薬とお金の話

処方箋薬と市販薬はジェネリック（後発医薬品）を使おう……232
ジェネリック医薬品の疑問……235
かかりつけ薬剤師制度のメリットとは？……239
高額療養費制度を積極的に利用する……246
先進医療や差額ベッド代で考えておくこと……248
税金を知れば、医療費が安くなる……251
セルフメディケーション税制（医療費控除の特例）……258
在宅医療は入院医療よりお得……263

おわりに……266

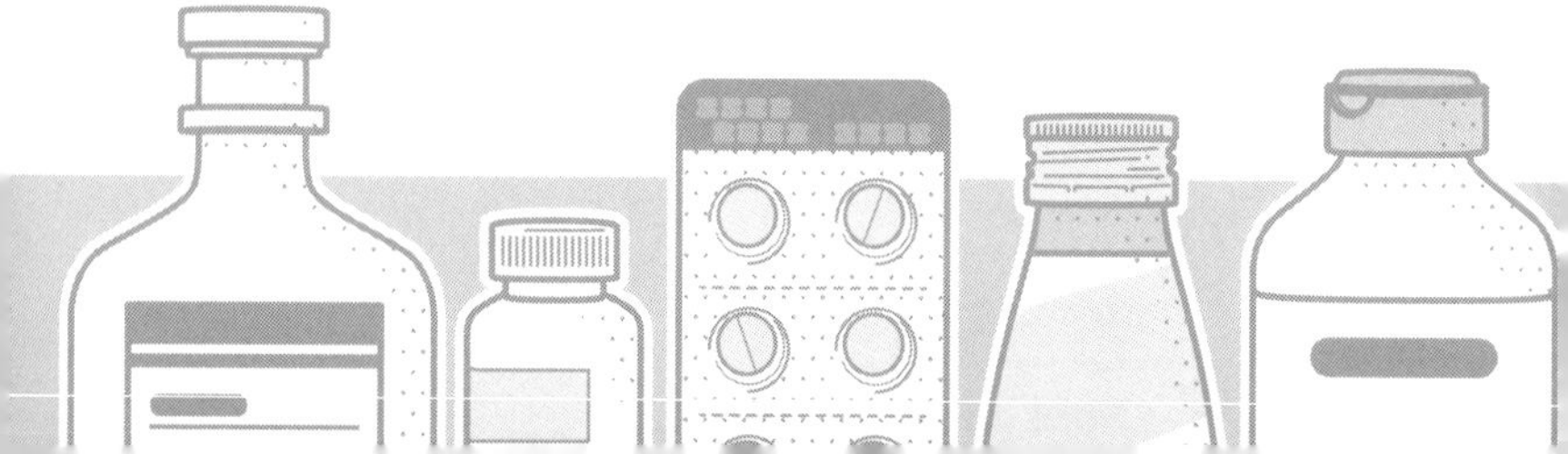

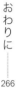

企画協力：松尾昭仁（ネクストサービス株式会社）
図表＆ＤＴＰ：横内俊彦
校正：髙橋宏昌

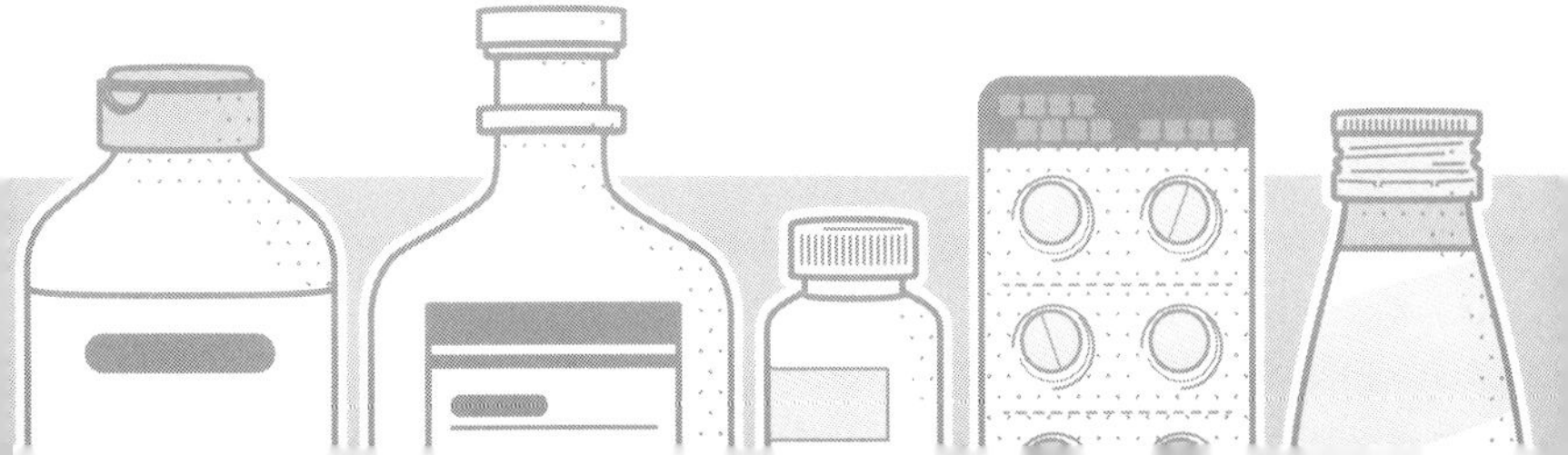

第1章

よく使われる薬の勘違い

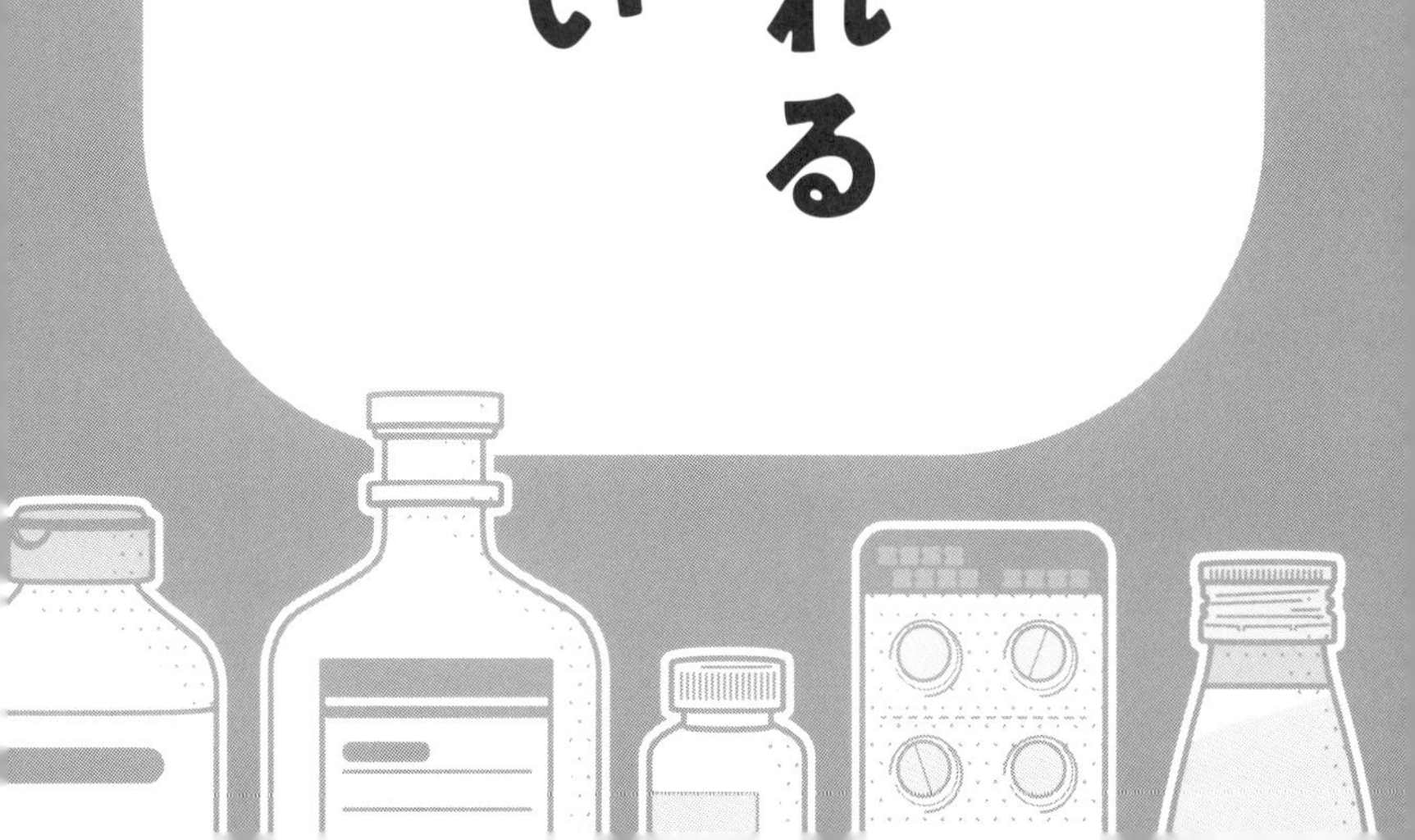

世の中には、いわゆる「風邪薬」は存在しない!?

風邪をひくと、医療機関に行こうとされる方が多いのですが、実は、風邪を退治できる薬は存在しません。

まず簡単に、「風邪」について説明しましょう。

風邪の原因の80~90%は、ウイルスの感染によって引き起こされます。一般的に風邪の症状を引き起こすウイルスの種類は200種類を超えます。これだけ種類が多いウイルスのある種類に効く、薬を開発するのは、ほぼ不可能です。

薬を開発するためのターゲットのウイルスを見極めるだけでも、膨大な時間がかかりますし、せっかく薬を開発しても、そのウイルスがもはや存在しない、なんてこと

【微生物の種類と根本的な治療法】

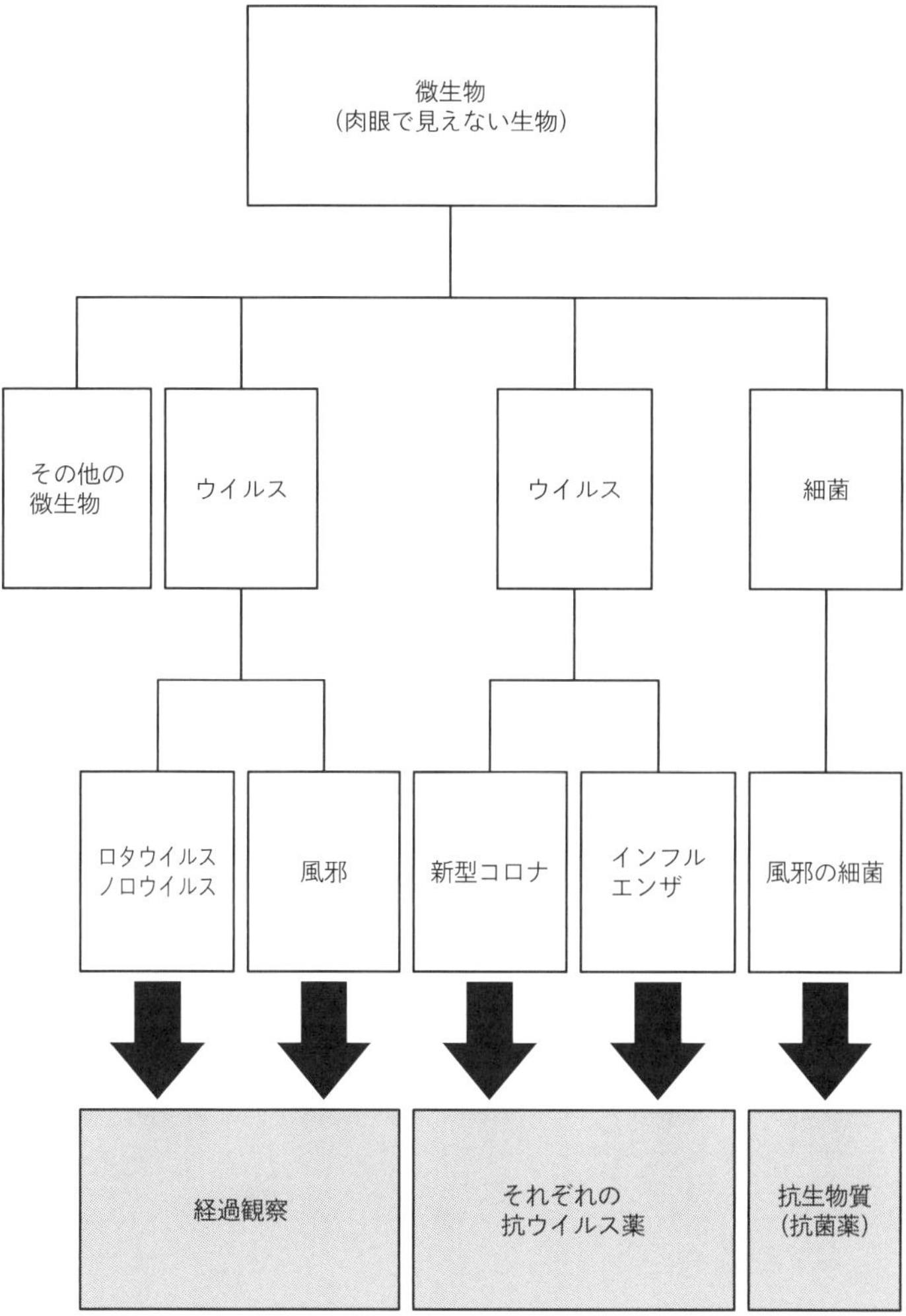

もあります。

新型コロナウイルスのパンデミックで、多くの新薬が開発されましたが、その多くは実際に市販されずに開発が断念されたものが数多くあります。**その理由は、ウイルスの変異の速さと種類の多さです。それに薬の開発が対応できないのです。**

また風邪に対して、抗生物質を処方する医師もいますが、前述した通り、風邪の8～9割はウイルスによる感染です。抗生物質は、細胞を持つ細菌には効きますが、**それよりも数百分の1程度しかない小さい微生物であるウイルスには効きません。**

だから、風邪に対する特効薬は存在せず、そのことを知っている薬剤師は医療機関に行かないという選択をする人も少なくないのです。

風邪の症状に対応する薬は存在する

ちなみに、解熱剤や咳止め薬など風邪の症状に対応する薬はあります。薬では症状を抑えることしかできませんが、症状を抑えることが、逆効果を生むこともあります。

風邪の症状の感染の状況をちょっと見てみましょう。

まず、風邪のような症状を持つ人のくしゃみなどで、飛び散ったウイルスや細菌などが、粘膜の中で悪さをして、発熱、鼻水・鼻詰まり・くしゃみ、喉の痛み、身体中のダルさ、頭痛症状などを引き起こします。

なお、一般的な風邪症状は、鼻水・鼻詰まりが95％、咳が80％、喉の痛みが70％程度で起こります。しかし、**鼻の症状がなく、「咳だけ」「喉の痛みだけ」が突出して強い場合は、風邪ではなく、緊急性が高い病気、例えば、肺炎など細菌性感染症である可能性があるため、すぐに医療機関を受診する必要があります。**ウイルスなどの悪さに対して、**私たちの身体は免疫細胞が働きシグナルを全身に送りします。**

ざっくり言うと、免疫細胞が出すシグナルの影響で**体の節々が痛くなったり、発熱などが起こります。**

私たちは、発熱や咳などに対して、日常生活を妨げる原因となる嫌なイメージしかありませんが、実はより強力な免疫細胞の助けを借りるための、シグナルであったり、免疫細胞の戦いを有利に進めるための、手段であったりします。

やがて、**身体がウイルス量を減らして戦いが終われば、風邪であれば熱が下がるの**

が一般的です。

そして大多数の風邪は、免疫力が働いてウイルスを除去し、2~3日程度で回復するのが一般的です。ただし、一部例外として厄介な細菌などに侵されると、1週間~10日ぐらい症状が続く場合があります。

なぜ風邪の特効薬が存在しないのか?

風邪の原因の80~90%を占めるウイルスはとても単純なDNAやRNAを持っていて、増殖し、簡単に変異する存在です。またウイルスは人間などの宿主の細胞に入り込んで、大量に自分の遺伝情報をコピーします。この時にウイルスの自身の部品も細胞に作らせて、その細胞から飛び出すことで、増殖します。

皆さんも新型コロナウイルスの流行でご存じのように、簡単に変異してしまうからこそ、何度も感染することになるのです。

このように驚異的なスピードで変異しやすいウイルスに対しては特効薬を開発するのはとても難しいとされています。

ですから、医療機関に行っても特効薬はもらえません。**さらに、つらい熱を下げるための解熱薬は、「侵入したウイルスの増殖を抑えて排除しよう」とする発熱作用にブレーキをかけてしまいます。**つまり「根本を治す風邪ウイルスの治療薬は存在しない」「解熱薬、総合感冒薬（発熱、頭痛、喉の痛み、咳、鼻水などを和らげる薬）」などは、風邪の治りを遅くする可能性があるのです。

さらに、風邪の症状を治すために、医療機関に行く方も多いと思います。しかし、医療機関には体調が悪い方も多いので、病原菌に感染しやすくなります。

あなたの自己治癒力に任せるために

薬では風邪の症状を抑えることができても、ウイルスを退治することはできません。結局、免疫細胞がウイルスを退治するまで、待つしかないのです。

そこで、最も良い治療の方法は、**3日程度は自分の免疫力に頑張ってもらうことです。**もちろん、免疫力を活発にさせるためには、睡眠、食事、水分補給はしっかりすることが大事です。

3日経っても症状が良くならない時は、厄介な細菌感染を疑って、医師の診察を受けるのが良いと思います。細菌に対しては、抗生物質などの根本治療薬が存在します。熱や咳、鼻水などの症状を個別に抑えるための薬は存在します。症状がつらい時には、症状ごとにあう効果を持った薬だけを飲む方が副作用も少ないです。ただ、そうした薬を選ぶ手間が惜しい人は、総合感冒薬を購入しましょう。総合感冒薬は、解熱薬、咳止め薬、鼻水対策などいろいろな作用の薬が混ざった薬ですから余計な副作用が出る可能性が上がることは注意が必要です。ですから、なお、総合感冒薬の中には、アッパー系ドラックのメチルエフェドリンやダウナー系ドラッグのジヒドロコデインが入っている薬もあります。風邪とは関係ありませんが、大量に総合感冒薬を内服すると、トリップ状態を引き起こしてしまう事件も起きています。

風邪かなと思ったら、薬に頼らず正しい対処をする

まず、風邪かなと思ったら、類似している症状であるインフルエンザ、新型コロナウイルスの抗原検査を行います。ご自宅に新型コロナ・インフルエンザ抗原検査キッ

【風邪薬の選び方】

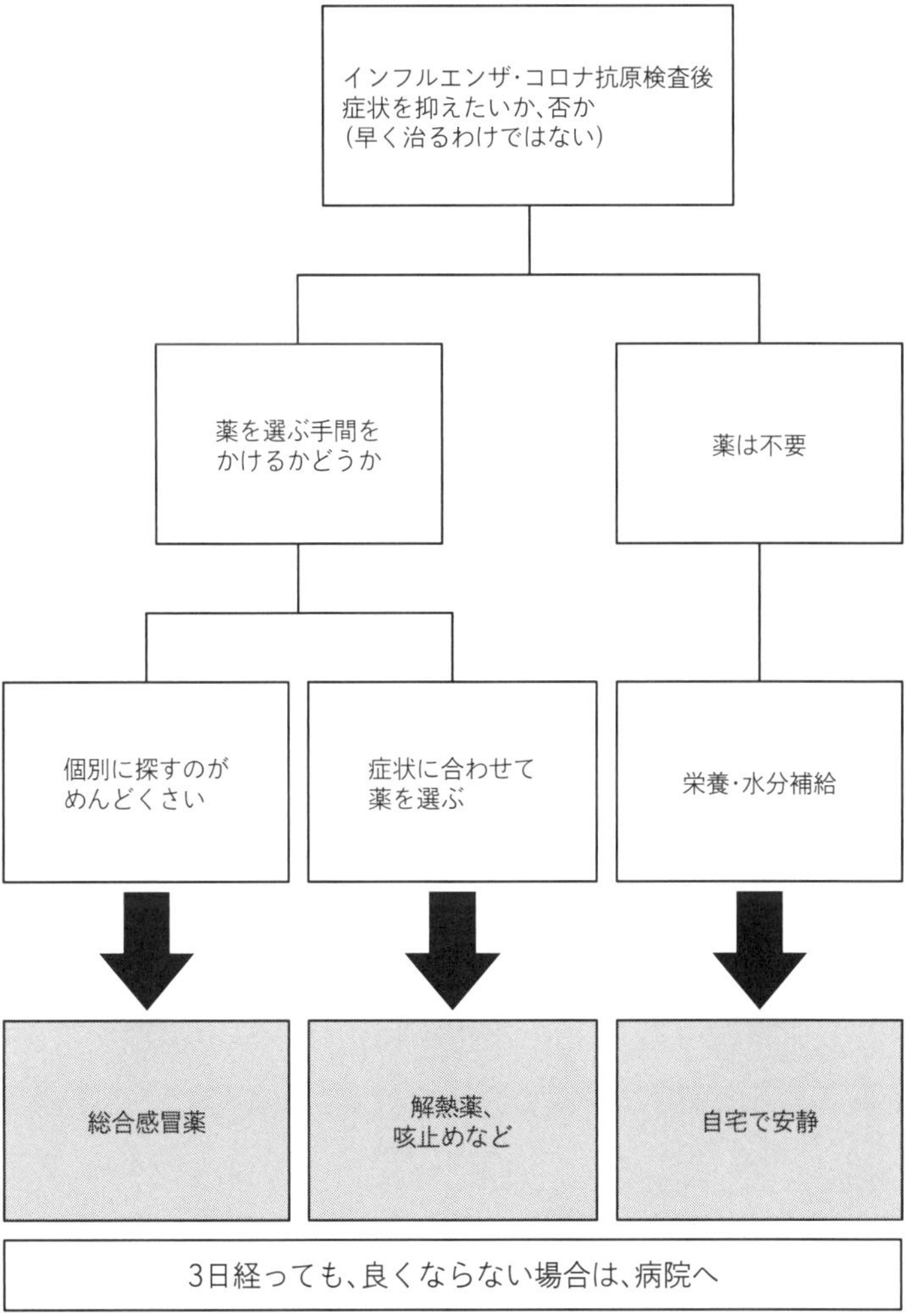
インフルエンザ・コロナ抗原検査後
症状を抑えたいか、否か
（早く治るわけではない）
薬を選ぶ手間を
かけるかどうか
薬は不要
個別に探すのが
めんどくさい
症状に合わせて
薬を選ぶ
栄養・水分補給
総合感冒薬
解熱薬、
咳止めなど
自宅で安静
3日経っても、良くならない場合は、病院へ

ト（多くの薬局で販売されています）をご家庭に常備しておきましょう。ものにもよりますが、15分程度でセルフチェックが可能です。

陽性ならば、症状の急激悪化もありうるので発熱外来へ行きましょう。陰性ならば風邪の可能性が高いため、静養と栄養のあるものを食べながら回復するのを待ちましょう。解熱薬などの症状を緩和する薬は、免疫反応を弱くするため治りが遅くなることを理解しましょう。

3日程度様子を見て、**状態が変わらず回復しない場合は、細菌感染の可能性があるので、診察を受けることをお勧めします。**

抗生物質信仰の弊害

抗生物質信仰という言葉をご存じですか？

「抗生物質を飲んでおけばとりあえず安心だ！」という信仰です。信仰と書いたのは、かなり強くこの考えをお持ちの方が多いからです。体調が良くないから家に余っている抗生物質を飲むなど、**抗生物質は「とりあえず」で飲んでよい薬ではありません。**

風邪には長引くような細菌性の風邪でなければ、抗生物質が効きません。細菌とウイルスはともに微生物ですが、微生物としての構造が全く違いますし、薬も別のメカニズムの薬を使います。

ウイルス性の病気にはそれぞれのウイルスにあう抗ウイルス薬で治療します。

インフルエンザウイルスや新型コロナウイルスでは、医療機関の検査で病気チェックをし、病気なら抗インフルエンザウイルス薬や抗新型コロナウイルス薬が医師から処方されると思います。

一方で、ロタウイルス・ノロウイルスなどの嘔吐下痢症、風邪ウイルスは、対応する抗ウイルス薬がないウイルスであり、このようなケースでは栄養補給・水分補給をしながら、自然に治るのを待つ治療をします。ここで**例に出した4つはすべてウイルスですから、抗生物質は全て無効です。**似たような症状であっても、抗生物質は万能ではありませんので、ご注意ください（微生物別治療法29ページ）。

健康を維持する細菌を減らしてしまう

抗生物質は、使い続けると撃退される細菌も徐々に防御力を上げていくことがわかっています。**こうした細菌のことを「薬剤耐性菌」と呼んでいます。**

細菌の防御力が強くなることで、本当に使うべき時に抗生物質を使っても、効果が出ないという問題が起きます。

具体的には、細菌による感染症や手術のときなどの緊急時に、細菌が増殖しているが抗生物質を使っても倒すことができなくなり、死につながる可能性すらあります。

そのため、本当に必要な時だけ抗生物質を使うようにしていくことが大切です。また、**抗生物質は途中でやめたり減量すると、生き残った細菌が薬に対して防御力を高め効かなくなり、増殖してしまう可能性があります。**処方箋では体内から完全に細菌がいなくなるような日数で出されますので、症状が落ち着いても、自己判断で抗生物質を中止しないで飲み切るようにすることも押さえておきましょう。

少しキケンな薬の話

ウイルスを退治するには、抗生物質を処方するよりも、**自己治癒力で自分の体を治すほうがいいことは、医師は百も承知です。そして、抗生物質が体の維持に必要な細菌を減らしてしまうこともよく知っています。**

しかし、患者さんから抗生物質を出してほしいと言われれば、医師は処方せざるを得ない時もあるのです。

患者さんを説得させることも治療上では大切なことです。どんなに正しいことをお伝えしても安静にして、体調を治す努力をしてもらえなければ意味がありません。

実際のところ、**抗生物質信仰の患者さんは、あくまでも体感的にですが、かなりいると思います。抗生物質さえ飲めば病が治るという人たちです。**

お会いする患者さんの中には、抗生物質を出してくれる医療機関にしか行かないと公言されるかたもちらほらお会いします。もちろん、医師として、抗生物質でなければ、退治できない細菌性の肺炎の症状などの可能性があって処方する場合もあると思いますが、患者さん説得も含めて治療ですから、医学的な見地以外で判断しているケースも多くあるだろう思われます。

患者さんが「抗生物質を出してほしい」と医師に伝えれば、医師は処方するでしょう。しかし、**抗生物質は「とりあえず」「心配だから」で飲んでいい薬ではありません。**抗生物質で風邪の症状が改善されることはほとんどありません。

しかし、**抗生物質を飲んだおかげで、下痢や腹痛が起きたり、アレルギーが起きたりすることはあるのです。**このように抗生物質を服用することの副作用も大きいということを知らなければなりません。

薬剤耐性菌の蔓延によって不利益をこうむる

抗生物質を乱発することで、薬剤耐性菌が広がる恐れがあります。薬剤耐性菌とは、その名の通り、薬剤に耐性を持っている、薬に耐えて生き続けてしまう病原体のことです。

それが巡り巡って、私たちの健康を阻害してしまうのです。

医療機関の中で感染する細菌として、よく知られているのが「メチシリン耐性黄色ブドウ球菌」（MRSA）です。

黄色ブドウ球菌は、ヒトや動物の皮膚や消化管の表面にいるグラム陽性球菌になります。普段は無害なのですが、**外科手術などで、皮膚の傷口から感染して、肺炎や腹膜炎などの重度の感染症を引き起こす原因になっています。**

この問題に対処するために抗生物質のペニシリンが開発されて、投与されたのですが、**ペニシリンに耐性を示す株ができ、世界中に広がっていきました。**これに対応するべく開発されたのが、メチシリンです。1960年ごろから使用されるようになりましたが、それに耐性を示す、メチシリン耐性黄色ブドウ球菌が出てきたのです。医療現場で検出される黄色ブドウ球菌のほとんどが、メチシリン耐性株なのです。薬剤耐性菌によって、感染した場合、別の薬を使わなければならず、とても面倒な状態になってしまうのです。

この事例のように抗生物質をむやみに使うと、細菌が抗生物質に耐性化して効かなくなるのです。新たに耐性化した細菌ができないようにするためにも抗生物質は必要な時だけに使用をとどめる必要があります。

また、薬剤耐性菌は別のルートによる蔓延の可能性もあります。**それは農業や畜産業で抗生物質が盛んに使用されている、ということです。**農産業や畜産業で使われている抗生物質は、医療用を上回る量が使われているとされています。**日本でも動物用の抗生物質は人間用の抗生物質の倍以上使われているので問題になっています。**ニワトリやブタ、ウシなどの薬剤耐性菌が人間に感染するのではないかという可能性が指摘されているのです。

不安を解消する薬が依存症や認知機能低下を引き起こす

2017年の厚生労働省の調査によると、躁うつ病を含む気分（感情）障害を患っている人は127万6000人に上るとされています。

この数は年々増えており、こうした気分障害が自殺の原因の一つになっていることも指摘されています。

このような気分障害をすぐに解消したいと悩んでいる人が心療内科などに行って、処方される薬は、催眠鎮静薬、そして抗不安薬です。

これらの薬に含まれているのが、短時間で強く作用するベンゾジアゼピンです。この薬は、脳の興奮を抑えることで、不安や緊張、そして不眠などを改善する薬です。

脳の中にある神経細胞（ニューロン）同士がやり取りするための通信媒体である神経伝達物質というのがあります。興奮を抑えるというシグナルを発する神経伝達物質に、GABA受容体というのがあります。このGABA受容体とくっついているのが、ベンゾジアゼピン受容体といいます。**ベンゾジアゼピン系の薬を使うと、ベンゾジアゼピン受容体にくっついて刺激します。**これによって、脳内の興奮が抑えられ、不安や緊張が緩和、不眠の改善が行われるというわけです。**この薬は大量に服用しても命に関わらないということから、安全な治療薬として、不安症状の治療に用いられてきました。**

ところが、この物質はアルコールと同じように脳の報酬系に抑制的に作用し、短時間で強力な効果があるため、薬が切れるとイライラしたり、怒りっぽくなったりして、依存症によく見られる離脱症状が起きることが指摘されています。

こうした離脱症状を回避するために、症状が良くなっているのにもかかわらず、止めるのが不安で止められなくなるという依存状態になってしまうのです。**服薬量が増えるわけではなく、薬をやめられないという依存状態を「常用量依存」と呼んでいます。**

実はこのような状態が薬物依存を蔓延させている原因にもなっているのです。国立精神・神経医療研究センターの２０１０年の調査によれば、**薬物依存の原因の１位は、覚醒剤ですが、２位に睡眠薬や抗不安薬が挙げられているのです。**このような薬物を常用的に使っている人の割合は全体の約４％にも上っています。しかも、その薬の入手先は精神科医からの処方が約３割を占めているのです。

エナジードリンクの取り過ぎで、中毒になる

ビジネスマンの中には、眠気覚ましのためにカフェインが大量に含まれているエナジードリンクを何本も飲む人がいます。しかし、これは非常に危険なのでやめましょう。

カフェインは過剰に摂取すると、心臓に負担がかかり、心室頻拍や心室細動を起こす危険性があります。これによって死に至る不整脈を発生させてしまう危険性があるのです。

エナジードリンクの過剰摂取は、カフェインに耐性ができる過程で起きます。最初は1本で心拍数が上昇し、眠気が和らぐ効果を実感することができます。

しかし、慢性的にエナジードリンクを飲用していると、カフェインに耐性がついていきます。1本では物足りなくなり、2本、3本と本数を増やすことで、眠気を覚まそうとします。

さらに**耐性ができて、次第にエナジードリンクでは足りなくなり、よりカフェインの多い錠剤を服用したりします。カフェインは短時間に約1グラム以上摂取すると、中毒になり、6グラム以上だと死に至ると言われています。**

エナジードリンクに含まれるカフェインは、1本当たり100ミリグラムから160ミリグラムです。カフェインの錠剤はその量をたった1錠で摂取できます。つまり、1箱20錠で2グラムになるので、**3箱で致死量に至ります。**

実は10代から20代のカフェインの錠剤の服用で死亡する例が跡を絶ちません。カフェインはやめようとすると離脱症状を伴うので、なかなかやめることができません。

認知機能低下を引き起こす薬

高齢化社会を本格的に迎えるにあたり、重要な課題になっているのが認知症患者さんの増加です。福岡県久山町の縦断調査をもとに認知症有病率が2023年と変化がない場合、2025年には認知症患者さんが675万人になることが予想されています。認知症とは、さまざまな脳の病気により、脳のニューロン（神経細胞）の働きが衰え、記憶力や判断力などの認知機能が低下して、日常生活に支障を来たした状態をいいます。

実は認知機能低下には、認知症と同様の症状を起こす薬物が原因で発症するケースも少なくないのです。日本老年医学会が調査し、高齢の患者さんに認知機能低下を引き起こしやすい薬剤の中で、特に根拠のレベルが高い薬剤についてご紹介します。

①三環系抗うつ薬

代表的な薬剤は、アミトリプチリン（トリプタノール®）、クロミプラミン（アナフラニール®)、イミプラミン(トフラニール®)などの薬。

認知機能低下が、副作用にあるため、可能な限り使用を控えることが良いとされています。

②過活動膀胱治療薬のオキシブチニン(ポキラス®)

尿を何回も起こしてしまう過活動膀胱は、高齢の患者さんに多く起こる病気ですが、その治療薬の中には、膀胱だけなく全身に効果が出てしまうオキシブチニン(ポキラス®)は、中枢への作用も出てしまい、認知機能が低下してしまうことも報告されています。この薬は、出来るだけ使わず、膀胱を選択的に効果のある新しい薬に代替えすることが大切です。

③睡眠薬・抗不安薬のベンゾジアゼピン系

ベンゾジアゼピン系の薬は全てに認知機能低下を引き起こす可能性がりますが、特に長時間作用型のベンゾジアゼピン系は、認知機能に大きな影響を及ぼす可能性があります。使用する場合は、最低必要量を出来るだけ短時間使用に限るのがポイントです。

この3系統の薬は、中枢に抗アセチルコリン作用を持つことで神経伝達物質にブレーキをかけることが知られ、認知症を引き起こす原因とされる脳内アセチルコリン低下する仕組みと被り、一時的に認知機能低下症状を引き起こすものと考えられます。

薬が原因でアセチルコリンの作用が低下している場合は服用を中止することで、認知機能低下から回復します。

薬を飲む前と飲んだ後で次のような変化が増える時には、かかりつけ医に相談しましょう。

●記憶障害の代表例

数時間前にあったことを忘れてしまう

同じことを何度も言ったり、聞いたりする

良く忘れもの、なくしものをする

●見当識（現在の年月日、自分の基本状態の認識）障害の代表例

時間や季節感の感覚が薄れる
いつも使う道で迷子になる
昔の出来事を最近の出来事と勘違いする

●理解力・判断力の低下
考えるスピードが遅くなる
2つ以上のことが重なるとうまく処理できなくなる
テレビ番組の内容や人のが理解できなくなる

●その他の症状
計画を立て、程度よくコントロールすることができなくなる
これまで正しくできていた仕事が正しくできなくなる

個人輸入代行で手に入る薬は危険!!

ダイエット薬、ED治療薬、AGA治療薬など個人輸入で手に入る薬の広告を見たことはありませんか。これは、個人輸入を業者が代行して仕入れる方法であり、危険な薬の買い方であり、医薬品流通の闇です。

法律的には、薬の輸入をして販売するためには、国内に薬を持ち込むためには、厚生労働省大臣の製造販売業の許可を受けなければできません。ただし、販売を目的としない場合には例外的に2つ輸入することが可能です。

①医師・歯科医師が自己責任のもと自分の患者さんの診断や治療に使用する場合
②一般の個人が自分で使用するために輸入する（いわゆる個人輸入）を少量する場合

個人輸入は許されていることに目を付け、個人輸入の代行業者として手数料を上乗せするのが、この商売のモデルです。もう少し具体的に書くと、使いたい利用者からの少量の薬の申し込みを受けて、個人輸入代行業者が注文を海外の業者におくり、海外の事業者から消費者に届けるのです。このやり方は、個人が海外の会社から自分の使用分だけ購入したとするようになります。この時、中間マージンとして個人輸入代行業者がお金を上乗せして利用者に請求することで利益を出しています。法律上は合法です。しかし、通常は、薬を適正使用したにも関わらず副作用で悩まされる時に使えるセーフティーネットが機能しません。**具体的には、個人輸入で仕入れた薬は、国が敷いているセーフティーネットの医薬品副作用被害救済制度の対象外になってしまいますので、注意が必要です。**

次に、**個人輸入代行で手に入れられる薬の品質ですが、偽造薬物が多く出回っていると言われており、トラブルが絶えません。しかも、その偽造薬物が効かないだけでなく、死亡を引き起こす事例すら報告がでています。**患者さんからすると、この類の薬は自由診療（100%自己負担）のものがほとんどであるため、医師の診察の元で手に入れることに比べると、安価に手に入れることがメリットと思われますが、あまりにもリスクが大きすぎるのではないでしょうか。

最後に、希望通りの薬を手に入れたとしても、身体にその薬を使って良いものかをセルフで判断することになります。ここで考えてもらいたいのは、**医師や薬剤師は、6年間の修学の上、国家資格に合格して毎日医療や薬に触れています。その専門家のサポートを受けられず自分で判断することは危険ではないでしょうか。医療用医薬品ですから、効き目が強い薬であるため、使い方を間違えれば治療どころではありません。**

例えば、ＥＤ治療薬のバイアグラは、血管を拡張する作用が強いため、併用してはいけない薬（併用禁忌）や病気の人（禁忌）の組み合わせがたくさんあります。自分でインターネットを調べたとしても、医療用医薬品の説明書は、専門家向けに作られた物ですから、知識がなければ読みとれません。

個人輸入代行を通じた薬の購入がいかに、危険であるかお分かり頂けたでしょうか。何度も書いていますが、身体を壊してしまったら、お金をいくら出しても代替がききません。**身体を守るために、お得であっても個人輸入代行の薬を避けるのは必須です。**

便秘薬で便秘を治すのは逆効果になりやすい

便秘とは、便を十分かつ、快適に出し切れない状態のことを言います。排便回数が少ないだけで便秘と思う方が多くいますが、実はそれだけで便秘と判断することはできません。

自分が便秘状態にあるかどうかを判断する基準としては、3日以上出なかったり、便の硬い状態が続いたりして、心地よい排便ができない時に便秘と考えます。

高齢者の方が便秘の症状になるのは、腸管の筋力が低下したり、食事の量自体が減少したりと理由はさまざまです。便通回数が少なくても、心地よいレベルであれば無理に治療はしなくても良い場合もありますので、ケースバイケースで便秘の対策をするべきか考えましょう。

ただし、発熱や嘔吐・腹痛症状も起こっている（イレウスの可能性があり危険）、細い便・血便が出る（腸管から出血がおこっている可能性がある）、下痢と便秘を繰り返す（過敏性腸症候群の可能性がある）、刺激性の下剤を頻繁につかっている（刺激性の下剤は短期的使用が原則）場合は、すぐに医療機関を受けましょう。

便秘になったら、食生活の改善を

食生活の改善によっては、便通改善効果が大幅に見込めることがわかっています。毎日の行動で工夫を続けることで改善されている方が多いので、まず最初に取り組んでいただきたいことです。

食物繊維の多い食事を摂取する

食物繊維は、腸管の機能を高め、蠕動《ぜんどう》運動を促し、便を排泄する役割を果たしてくれる便秘対策の最強の味方です。食物繊維の量が増えると、排便効果が高まりますので、できるだけ多く取れる食生活へと変えていくことが大切です。

必要な食物繊維は男性で成人及び高齢者は1日に20グラム以上、女性は、1日に18グラム以上が食物繊維摂取量の目標とされています。

ちなみに、現在の食物繊維の平均摂取量は男女とも1日に15グラム程度です。本来の理想は、1日に24グラム以上の食物繊維摂取が望ましいとされています。

1日レタス1・5個を食べられるか？

食物繊維を継続的に摂ることを考えると、主食を変えるのが一番現実的です。レタスやバナナは食物繊維が多いとされていますが、1日に**レタスでは、1・5個、バナナでは4本、食べると現在の食物繊維の量から平均値まで届きます（1日に＋5グラム程度）**が、**レタス1・5個やバナナ4本の生活はあまり想像できません。**

その点、**主食ならこの課題を解決でき、例えばもち麦50％を白米50％を入れた麦ご飯を主食にすれば、食物繊維の多いご飯となります。**食物繊維の摂取量を大量の野菜や果物で補う必要がありません。

少し、癖があるのですが、**主食で食物繊維が多いものには、大麦を乾燥させた食べ**

物であるオートミールもあります。お口に合えばこの商品は効率的に食物繊維を摂取することができます。

水分補給をしよう

水分補給は、食物繊維がしっかり摂取できれば、**1日に1・5リットルから2リットル程度の水分を摂取することで、排便回数が増えることがわかっています。**

理由は、正常便の組成は、60〜70％が水分であり、十分な水分が硬い便にならないことにつながります。

水以外には、ヨーグルトやチーズなどに含まれる乳酸菌の積極摂取で、便通改善効果も報告されています。乳酸菌は、食生活で簡単に摂りやすいものですから、苦手でなければ取り入れてみましょう。排便効果はそこまで大きいものではありませんが、整腸剤を取ることでも有効性があります。

便は健康のバロメーター

食物繊維や水分が足りているかどうかは、便の状態を見れば一目瞭然です。

食べているものが**穀物や豆類、野菜類が多ければ、多いほど便の色が黄色くなります。**逆に食べているものが肉食で動物性タンパク質が多ければ多いほど、**便の色が茶色から濃い茶色になります。**

ベタっと全体が黒くなった便が出た場合は、胃や十二指腸などの消化管での出血や潰瘍が疑われますので、医療機関で診察してください。同じ黒い便でも、サプリメントで鉄剤を取り過ぎていると黒いブツブツが混ざった便が出たりします。この便はコーヒーを飲み終えた時にコップに黒いブツブツが残ったような感じに似ています。

白い便やレモン色の便が出ることもあります。**この場合は肝臓や胆管の機能異常が**

疑われます。便が茶色い褐色の色になるのは、胆管から出る胆汁が混じるからです。肝炎や肝不全を起こすと、肝臓で胆汁が作られなくなり、白い便やレモン色の便になってしまうのです。

硬さは、便は水分量が多いものなのですが、腸管内に長いこと便が留まると、水分が腸管から吸収されて便が硬くなってしまいます。そのため、硬い便や水分を失って細い便の時も食物繊維摂取量が不足して、高カロリーや高脂肪を多く摂取している可能性があります。

理想の便は3条件で「黄色から茶褐色」「太さはバナナぐらいの太さ」「程よい硬さ」であると良いです。

自分の排便を継続的にみることで、自分の食べたものを理解しやすくなり、身体の健康度合バロメーターにもなりますのでぜひやってみましょう。前述したような理想の3条件から外れているときは、食物繊維を増やしてみたり、水分摂取を増やししたりしてみましょう。なお、サプリメントの食物繊維では、良いという研究結果は今のところありませんので、食品由来の食物繊維摂取で試してみてください。

食生活の改善で効果がないときに、下剤を検討する

下剤の使い方は、便秘になったから、いきなり使うのではありません。まずは食生活で対応をすることがベースです。その上で、効果がない時に下剤を上乗せで、使います。これが標準的な便秘の治療です。

ステップ1　食品由来の食物繊維を摂取する

まずは食生活の改善を行います。食物繊維を増やしたり、水分の摂取を増やしたりします。食物繊維のサプリメントは使わず、野菜や海藻などの食品由来の食物繊維の摂取を試してみてください。

ステップ2　腸管内に水分を増やす薬を検討する

腸管内に水分を増やす薬としては、酸化マグネシウムがあります。服用することで、便に水分が集まりやすくなり、便の硬さが緩和されます。

ステップ3　腸管刺激の薬を検討する

座薬（坐薬）や浣腸などの腸管刺激の薬は、効果は大きいのですが副作用の腹痛などが起こりやすいことも知られています。

また、長期間使い続けることはあまり良くないとされていますので、期間を定めて使います。

市販薬でも売られていますが、継続して腸刺激薬を使わなければならない状態になりそうであれば、一度、医療機関を受診しましょう。

下痢止め薬は必要最低限の利用を！

通勤電車に乗っていて、仕事が嫌だなと思っていると、ストレスで急にお腹が痛くなる……。なんてことは誰でもあるはずです。製薬会社の調べによれば、2人に1人はそういう経験をした人がいるようです。しかし、駅のトイレに駆け込むも、どのトイレも使用中で大変な思いをしたという人も少なからずいるでしょう。

そんな時に下痢止めの市販薬があれば……と考えがちですが、下痢止め薬は必要最低限の利用に止めておくことが正解なのです。

まず、なぜ下痢になってしまうのか？　その原因から突き止めていきましょう。下痢になる理由はいくつかあります。

ストレスよる下痢

電車で下痢になる人のほとんどは、**過敏性腸症候群（ＩＢＳ）の疑い**があります。

最近、**腸脳相関**といって、腸と脳が密接につながっているということが、さまざまな研究によって明らかにされています。**腸からの指令で、脳が変調をきたすこともあります**が、**脳からの指令で腸が変調をきたすこともあります。**

過敏性腸症候群というのは、脳からの指令で腸が変調をきたす症状のことを指しています。

この症状の特徴は、内視鏡や血液検査でがんや炎症などの異常がないのにもかかわらず、下痢や便秘、腹痛などの消化管機能の異常が起こる、という病気です。**日本人の１割ぐらいが、過敏性腸症候群だと言われています。**

小腸や大腸などの消化管の動きは自律神経が司っていますが、ストレスによって自律神経が乱れ、腸管の蠕動運動が活発になり、便の通過速度が速くなり、水分を腸で吸収できずに、下痢として出てしまうということになります。

お腹を冷やしてしまうと下痢を起こしてしまう場合があります。この場合は、自律神経のバランスが崩れたり、腸管の筋肉が緊張したりしているパターンになりますので、症状が辛いときは、下痢止め薬を使っても問題はありません。

ただし、下痢止め薬を使っても48時間以内に症状が改善しない場合は、原因を特定し、最適な医療を受けるために病院へ受診してください。

下痢止め薬は、ウイルスや細菌が原因の下痢には使わない方がよいです。ストレスや冷えが原因の下痢には使えますが、２日程度で落ち着かないならば、使用を中止して病院に通うことがお勧めです。なお、下痢のときは、便中にたくさん水分が出てしまうので、脱水症状にはご注意ください。

【食べ物を食べてから症状が出るまでの期間】

食べ物	症状が出るまでの期間
素手で握ったおにぎり(夏)	数時間
カレーなど粘性の高い煮込み料理(夏)	半日
お寿司、貝(夏)	半日〜1日
生卵	半日〜3日
生牡蠣(冬)	1〜2日
生の鶏肉	2〜7日

もう一つの下痢の原因は、**食あたり（食中毒）、感染性胃腸炎**です。

食あたりは、季節や食品によって症状があらわれるまでの時間が異なります。また、食べた人の免疫力も関わりますので、同じものを食べても全員が下痢をするわけではありません。

原因となるウイルスや細菌の中には、熱に弱いものもある一方で、例えばカレーでの食あたりの原因になるものは、耐熱性で加熱しても食あたりを防ぐことができないので注意してください。

感染性胃腸炎は、食べ物ルート以外でウ

イルスや細菌由来の胃腸炎になったものを指し、嘔吐下痢症と言われるものが多いですから、要するにこちらも原因は食あたりと一緒です。

ウイルスや細菌を身体の外へ出そうとする防御反応が下痢になります。下痢止め薬を使うとウイルスや細菌の体外への排出を止め、体内に残ってしまいますから、症状を悪化させたり、回復を遅らせてしまうことになりかねません。よって**食あたりの下痢では、下痢止め薬を使わないのが原則です。**なお、下痢をしているとどんどん水分を便に出して、脱水になる可能性があるため、スポーツドリンクのような吸収されやすい水分の摂取は心がけましょう。またこの下痢の場合は、整腸剤はぜひ飲むようにしましょう。ほとんど副作用がなく下痢を1日程度短縮するとされています。

高血圧の人は要注意！　血管を収縮させて、鼻炎を止める薬もある

鼻炎薬の中には、鼻の粘膜だけに作用するように、鼻の中に噴霧する薬があります。鼻炎では鼻詰まり、くしゃみ、鼻水の3大症状が挙げられます。

鼻詰まりに使われる薬に、**ステロイドと血管収縮薬があります**。

ステロイドに対する誤解や、治療効果が出始めるまでに12時間程度かかるため、好んで使用される方はそこまで多くありませんが、効果・副作用の観点から最も優れた薬です。

血管収縮薬は、噴霧してすぐ（15分以内）に鼻詰まりが解消し、効果実感を得やすいため、とても人気があります。しかし実は短所だらけですので、この薬には注意してください。

【鼻の薬の成分】

		ステロイド	血管収縮薬
症状	くしゃみ･鼻水	効果あり	効果なし
	鼻詰まり	効果あり	一時的に効果あり
効果が出るまで		早くて12時間	早くて5分
効果が切れるまで		半日以上持続	3〜8時間程度
長期使用では		鼻炎症状が治まる	薬剤性鼻炎になる
使い方のお勧め		初期〜重症時に推奨	重症時でも1〜2週間まで

血管収縮薬は1カ月以上使い続けることで、鼻の粘膜が分厚く腫れてしまい、アレルギーでもないのに鼻水、鼻詰まりになってしまう薬剤性鼻炎をほとんどの事例で引き起こします。他にも血圧や血糖を上げてしまう報告も挙げられており、高血圧や糖尿病の患者さんは避けたほうが得策です。かなりつらい鼻詰まりをすぐに改善してくれる以外、何も良いことはありません。

どうしても使用するときは、鼻炎の治療をしているのに、鼻炎を悪化させてしまうというとんでもないことを引き起こすようなことのないように、短期間（1〜2週間）の使用に絞り、習慣的に使うのは避けましょう。

なお、市販薬で選ぶときは、血管収縮薬の成分名は、「ナファゾリン」「テトラヒドロゾリン」「オキシメタゾリン」であり、薬箱に書かれている成分一覧に記載の有無を確認してみてください。薬剤性鼻炎になってしまっている場合は、より血管収縮薬を使って改善しようと悪循環が起こしてしまいます。この場合は、原則医療機関へ受診をしてください。どうしても、**医療機関受診ができないときは、血管収縮薬の使用を中止し、ステロイドに切り替えるようにしてください。**ステロイド使用に切り替えると、80％以上の人で、1週間以内に症状が改善することもわかっています。

「漢方薬には副作用がなく安全」は大きな間違い

漢方薬は、中国で古くから伝わる伝統的な医学に基づいて、自然の植物や動物から抽出した生薬を組み合わせて作られる薬で、体質を改善します。ただ、医学ですから診断があり、状況に合わせて薬を使うことになります。少しだけ触りを書きますと、**「人の生まれつきのタイプ」と「身体の状態（気・血・水のバランス）」から、患者さんの状態を判断し、漢方薬を使うことで、正常の状態に戻すのです。**

漢方薬のイメージは、西洋医学の薬に比べ、すぐに効果が出ないとか、対症療法だけとか、副作用が少なく安心して服用できる薬と言われることなどもありますが、いくつか、良く出る漢方薬を例に内容を確認してみてください。

- 芍薬甘草湯（しゃくやくかんぞうとう）：足が攣《つ》るときの対策に使われる

この薬は市販薬としても売られていますが、この薬の中に入っている成分の一つは、いろいろな漢方薬に使われている成分が入っており、同成分の漢方薬を数種類の飲むことで、**体内のミネラルバランスを崩したり、むくみ症状、他の薬との相互作用があることも知られています。西洋医学の薬と同じで、飲み合わせを気にしなければならない薬の代表例で、副作用が出る場合も多くあります。**

●大黄甘草湯（だいおうかんぞうとう）：便秘解消で使われる

腸管を刺激することで便秘を解消する漢方薬です。**この薬の中にある生薬に「大黄（だいおう）」が入っているのですが、この成分を利用した下剤が西洋医学にも使われています。**しかも、かなりメジャーな薬です。同じ成分なのに、漢方薬として「大黄甘草湯（だいおうかんぞうとう）」として使われる場合もありますし、西洋医学の下剤として使われる場合もあります。**成分レベルまで見ると、漢方薬でも西洋医学でも同じ成分を使っているようなものもあります。**

●五苓散（ごれいさん）：二日酔い、めまいなどに使われる

この薬は、めまい改善にも効果が出る薬です。**西洋医学では、治療できずに困っているめまい持ちの方にこの薬を使うとピタッと治るケースもあります。**一般的なイメージでは、漢方薬は効果が弱めのイメージを持っている方が多いですが、人によってはビシッと効いてきます。

漢方薬が効く、効かない

最初に紹介しましたように、漢方薬は体質や症状を良く考えて薬を選ぶやり方が基本になります。漢方薬にすごく詳しい少数派の医師や薬剤師以外は、自分の体質や症状を分析できません。

自分の体質などによって効果的面もあれば、全く効かない人も出てきやすくなります。漢方薬も西洋医学の薬と同じで、飲み合わせ問題も副作用も起こります。**用法と容量を正しく守ることが、漢方薬でも必要なのです。**

目薬の点眼の仕方は、9割が間違っている

目薬の使い方、皆さんは自信ありますか？　飲み薬と違って、使い方が間違っていると治療効果が期待できません。**体感的に患者さんの90％は何かしら間違えている人が多いです。**

目薬は、最もデリケートな粘膜である眼球表面に使うものですから、微生物が付かないように無菌な状態で作られ、錠剤以上に注意されて出荷されてきます。また、液体ですから細菌やウイルスなどの微生物が侵入すると、増殖する恐れがあるため、開封後の取り扱いには気を付けなければなりません。

そのため目薬を使用する前に、必ず手を洗い、先端は触らないようにしましょう。

先端を触らないとしても、開封と同時に外気と液体は接触することになりますので、少なからず微生物は侵入することになります。そのため、明確な決まりは定められておりませんが、目薬は開封したら1カ月以内が使用期限と考えておきましょう。なお、目薬のボトルに使用期限が書かれていますが、これは開封しない時の使用期限となります。

目薬のキャップも置き方にルールがあります。

キャップの内側は、目薬の先端と接触する場所になります。微生物がキャップ経由で入らないようにするために、目薬本体の先端部と触れる凹側を上にしておきます。キャップを置かずに持ち続けることも可能ですが、慣れるまでは置く方が良いと思います。

正しい点眼の仕方

目薬の点眼には、二つの原則があります。

容器の先端を眼球につけない

容器の先端が眼球や目尻に接触すると、無菌で製剤化されていた薬液に、微生物が混入してしまいます。雑菌が入らないように注意が必要で、眼球や目尻と目薬の先端が触れないようにすることが大切です。

点眼量は、1滴

目に入る目薬は、1滴滴下で充分な効果がでるように設計されています。2滴、3滴と垂らすと効果が出そうと思われる方もいらっしゃる印象ですが、まぶたの中には、目薬1滴分しか留められないため、それより多く垂らしたものは、顔をつたって溢れ出てしまいます。溢れた目薬が勿体ないだけでなく、処方薬であれば、次回の通院日の前に薬が足らなくなる可能性もあります。

点眼するときは、そのまま点眼でもよいですが、上手くできない時は、「げんこつ

【正しい点眼の仕方】

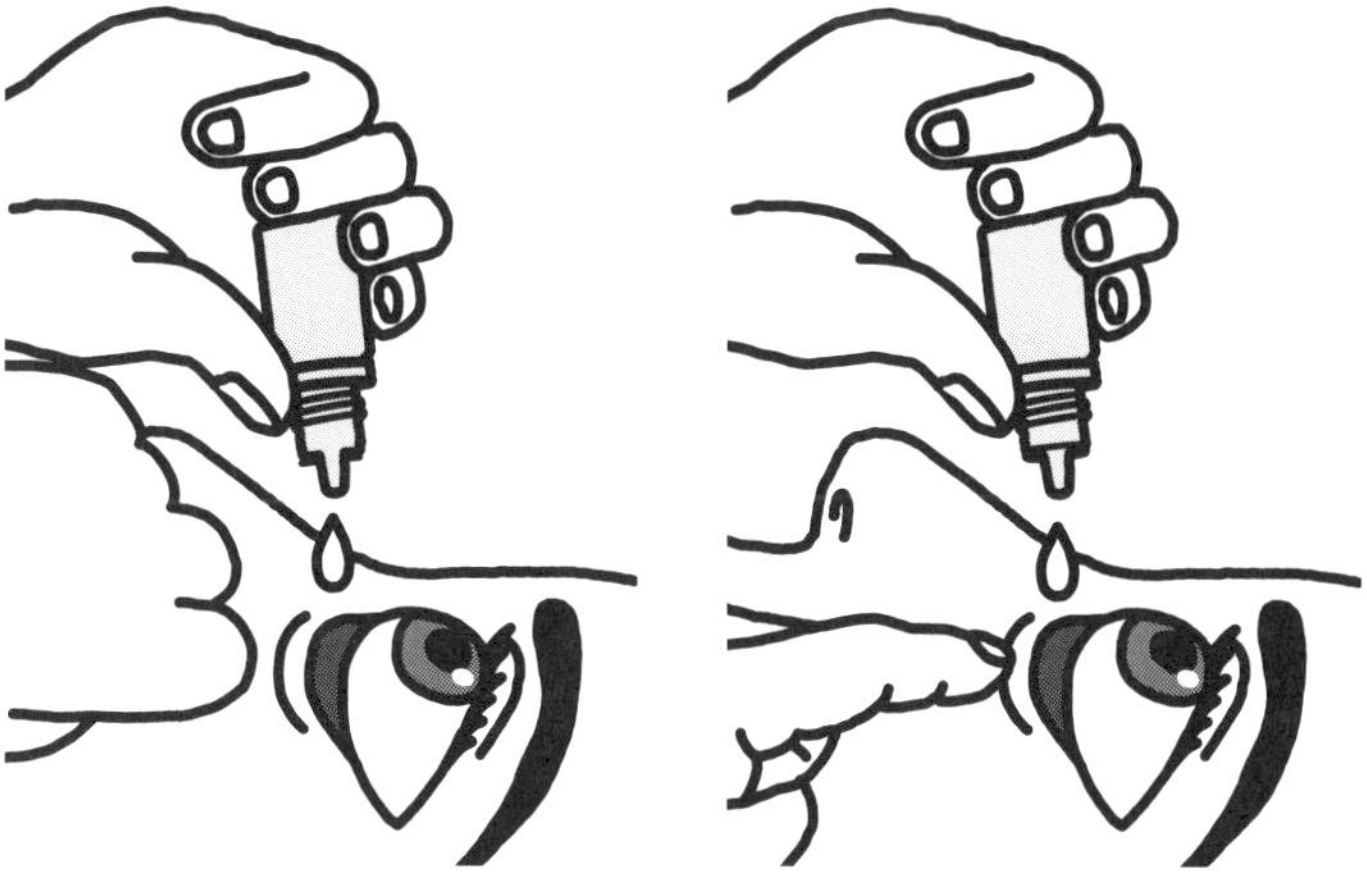

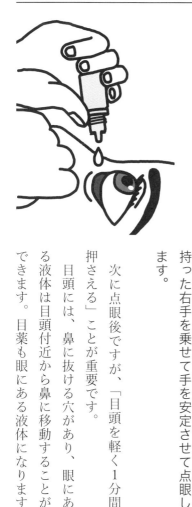

法」を試してみてください。

①右手で目薬の容器を持ちます。

②左手でげんこつを作って目の下の頬に当て、下まぶたを引っ張るように、あっかんべーをするような感じ

③上を向き、左手のげんこつの上に目薬を持った右手を乗せて手を安定させて点眼します。

次に点眼後ですが、「目頭を軽く1分間押さえる」ことが重要です。

目頭には、鼻に抜ける穴があり、眼にある液体は目頭付近から鼻に移動することができます。目薬も眼にある液体になりますから、この管に目薬が入ってしまうことが度々あり、目薬が目以外の場所に流れ出てしまいます。そのため、点眼後は軽く目頭を1分以上押さえてください。押さえないと効果がどんどん下がってしまいます。

点眼後、まぶたを閉じたり、開いたりするのはNG

目薬を使用後、目の中にまんべんなく目薬が届くように、**目を動かしたり、まぶたを閉じたり開けたりされる方がいらっしゃりますが、これは逆効果です。**目を動かすと、目頭の穴から薬が逃げやすくなり、まぶたをパチパチすると薬が目の外に出てでしまう可能性が高まります。目薬を点眼後は、まぶたを閉じて静かにしていることがポイントになります。

点眼後にティッシュで目尻を拭くのはNG

目薬使用後には、液体が流れてくるのでティッシュで拭いたり、使用後に洗顔してしまう方が多いと思いますが、注意事項があります。目薬使用後のティッシュ使用方法は、まぶたを閉じて流れ出てくる液体を拭くのはOKですが、**目薬点眼後すぐに、目尻にティッシュをあてるのはNGです。**ティッシュは、かなり水分を吸収しますので、場合によっては、まぶた内に点眼した目薬のほとんどの目薬を吸い取ってしまうことがあります。ティッシュは、溢れ出てきた目薬を拭くときだけに使わないと、目薬の効果がでなくなってしまいます。

目の周りに落ちた点眼液を流し込むのはNG

目の周りに落ちた点眼液を流し込んでいる場合は、顔についている汚れや細菌、花粉などが、目に入ってしまいます。目の粘膜はデリケートですから、目の周りに落ちた液体はふき取り、新たに1滴、まぶたに目薬を点眼しましょう。

目薬が2本以上あるときの順番は？

目薬を複数種類使うときの話ですが、まず使用する順番です。目薬の透明度を確認していただいて、「透明か」「濁っているか」を見てください。**透明ということは溶かされている薬の粒子が小さく吸収が早い、一方で、濁っている薬は溶かされている薬の粒子が大きいため吸収に時間がかかると判断します。そのため、透明な目薬を先に使いましょう。**吸収が比較的早いとはいえ5分程度はかかりますので、点眼後5分置いてから、濁っている目薬を使用するようにしましょう（薬によっては、10分の間隔をあける薬もありますので、医師や薬剤師から指示があるときはそちらを優先してください）。

ちなみに、眼軟膏（まぶたなどに塗れる軟膏）も使うときは、目薬の使用後に使うようにしてください。軟膏は少なからず油が入っているため、水性の目薬を弾いてしまいます。

そのため、使用する順番は、①透明な目薬、②濁った目薬、③眼軟膏の順番で使用します。

子供が目薬を怖がる場合はどうするか?

子供は、目薬を怖がってしまうことが多いです。さらに飲み薬と違い、怖がっているときに力づくで目薬点眼をする選択肢にはつかえません。泣いてしまい目薬が流れ出てしまい、効果がないのでやり直しになってしまいます。そんな時は、寝ているときにまぶたを広げて、点眼すると解決できます。

第2章

副作用を減らす薬の飲み方

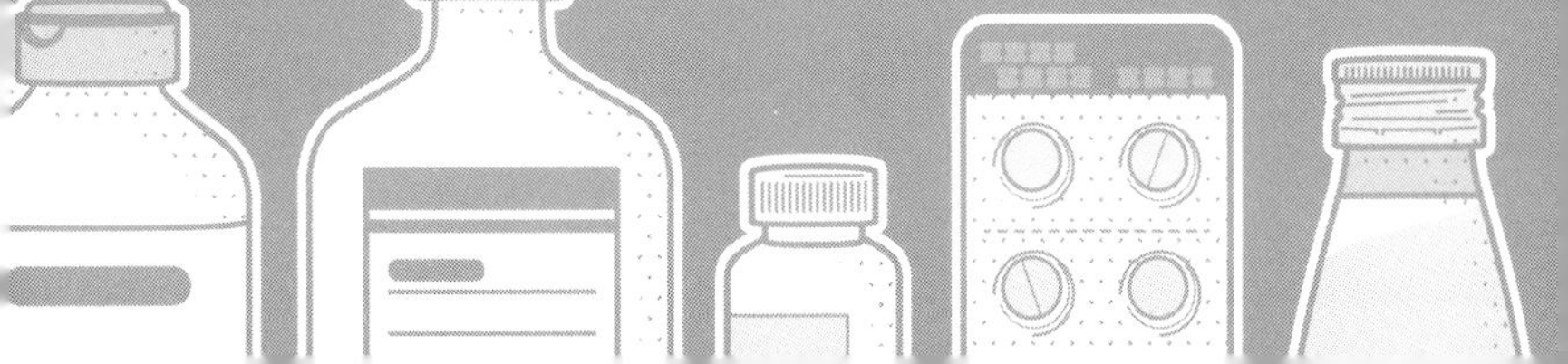

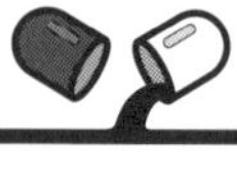

薬はどうやって作用するのか？

私たちの体はタンパク質でできています。筋肉や心臓、肌、頭髪など人体のあらゆるところにタンパク質が存在します。体内にはおよそ、10万種に及ぶ膨大な種類のタンパク質が存在します。

病を引き起こすタンパク質に薬の有効成分がくっついて、その働きを変化させることで、薬の主作用があらわれるのです。

例えば、頭痛がするときに頭痛薬を飲むと、頭の痛みが治まります。一方、胃が痛いときに、胃腸薬を飲むと、胃の痛みが治まります。このように同じように薬を飲んでも、効果のあらわれる場所は、薬によって異なるのです。

では、どのようにして、薬は患部に届くようになっているのでしょうか？

実は飲み薬の有効成分は薬に少量しか含まれていません。有効成分以外の大部分は、錠剤の形を整えるためのデンプンやラクトース（乳糖）や着色料、保存料などの添加物でできています。

また、有効成分でも治療効果になる量は、成分によっても異なります。例えば、同成分の降圧薬「アムロジピン2・5㎎」と「アムロジピン5㎎」の比較であれば、「アムロジピン5㎎」の方が降圧効果の高い薬といえます。**しかし、「アムロジピン5㎎」と他の降圧薬「オルメサルタン20㎎」は、有効成分量は4倍ですが、成分が異なるため降圧作用の強い・弱いを㎎数で判断はできません。**

飲み薬は全身を巡って効果をあらわす

飲み薬が身体の中に薬が入ると、口→食道→胃→小腸→肝臓→血管（血液中を通って）薬は患部に運ばれます。錠剤を飲み込むと、錠剤は胃の中で溶けて、有効成分が錠剤の中から放出されます。**有効成分は胃では消化されず、小腸で吸収されます。**

【薬は体内でどのように分解されるのか？】

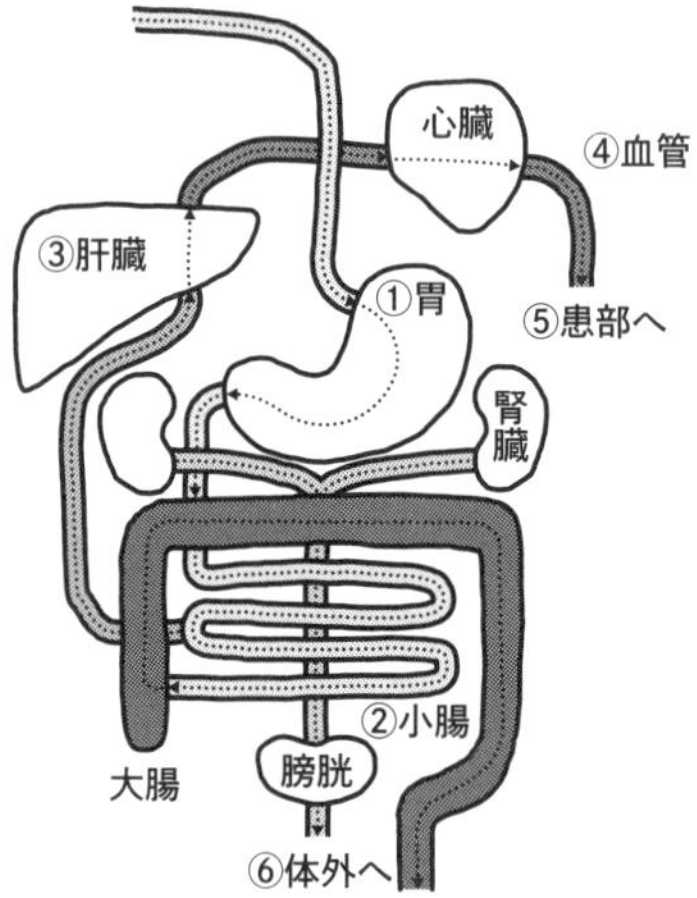

【薬の吸収のされ方】

小腸で吸収された薬の有効成分は血液の流れに乗りながら、肝臓に集まります。肝臓は体の化学工場と言われていて、体外から入った異物の分子を変えて、体にとって良いものに変化させます。

冒頭で薬も毒も紙一重という話をしましたが、体は薬を異物として捉えて反応し、肝臓に集めて化学変化を起こさせて、解毒するのです。薬の有効成分は全て肝臓で分解されることはありません。一部のみが効果を失いますが、それ以外の有効成分は大静脈を通って、心臓に送られ、また血液とともに全身に送られます。**薬の有効成分は毛細血管の壁を通り抜けて、全身の細胞に**

送られます。その中で患部となる細胞にたどり着いた有効成分が作用を示すのです。

このように、飲み薬の場合、薬の有効成分は、患部に直接作用するわけではなく、**全身を巡ってから、患部に届くしくみになっています。このため、薬が効果をあらわすまでの時間は比較的長くなります。**

注射薬はすぐに作用が出る理由

一方、注射を使って、薬を体内に投与する場合はどうでしょうか？

注射で薬を投与する場合は、すぐに静脈に入って、全身を巡り、短時間で薬の血液中の濃度が上がるため、すぐに効果があらわれるという特徴があります。しかし、飲み薬の作用のところで紹介しましたが、体内に入った異物は肝臓に集められて、分解されてしまいます。このため、**薬の有効成分も短時間で分解されてしまうため、薬の作用が急速に効果を失うことがあります。**

副作用はなぜ起こるのか？

薬が体にとって、望ましくない作用をすることを副作用といいます。なぜ薬で副作用を起こるのかは、さまざまな理由がありますが、その原因の一つに、**飲み薬の場合は薬の成分が血液に運ばれて、身体中の臓器に影響を与えます。**

例えば、最近では眠くならない花粉症の薬も市販されていますが、花粉症の薬で眠くなるという副作用が昔から知られています。

これは、血液によって運ばれる抗ヒスタミン薬という薬効によって、引き起こされてしまうものです。花粉症になるのは、花粉というアレルギー物質に反応した免疫細胞から、ヒスタミンという物質によって症状があらわれます。

ヒスタミンは、鼻にある粘膜細胞の表面のヒスタミン受容体というタンパク質に結合して、鼻水を発生させます。このようにして花粉症の症状が生み出されます。

このヒスタミンの受容体結合を防ぐのが、花粉症の薬、抗ヒスタミン薬なのです。この薬を服用すると、ヒスタミン受容体に抗ヒスタミン薬がくっついて、鼻水を発生させることを邪魔するのです。一方でヒスタミン受容体は、脳の中の神経細胞にも存在しています。ヒスタミンは鼻水を出すようなアレルギー症状を発生させるだけではなく、**判断力や覚醒状態を維持することにも役立っています。**

ところが、抗ヒスタミン薬を服用することによって、血液によって、**抗ヒスタミン薬が脳にあるヒスタミン受容体にもくっついてしまい、覚醒を促すヒスタミンが結合できなくなります。**

このため、抗ヒスタミン薬を服用すると頭がボーッとしたり、眠たくなったりするのです。

このような副作用を防ぐために、最近では、眠気が出にくい抗ヒスタミンの薬が主流になっていますが、古い薬も流通しています。薬剤師に眠気が出にくい抗ヒスタミン薬を尋ねて下さい。

乳製品やお酒、お茶などと一緒に薬を飲んではいけない理由

これまで見てきたように、薬というのは患部に薬が運ばれなければ効果は発揮されません。このため、どのように身体に吸収されていくのは大切です。特に牛乳は、薬の有効成分を吸収するルートにブレーキをかけてしまうことがあります。

そして、薬によっては、肝臓で薬が変化され、一部は分解されたり、より活性化されたりもします。お酒やビールなどのアルコール類はこの肝臓との関係性も関わってきますので、薬をお酒と一緒に飲む人がいますが、これは薬の有効成分の効果を下げるということにもなりかねません。

お茶（緑茶、紅茶、烏龍茶含む）、牛乳、コーヒー、ビールで薬を飲むと薬の効果はどうなるのでしょうか？

結論からいいましょう。薬の有効成分がうまく発揮できない場合が多いため、お茶、牛乳、ビールで薬を飲むのはやめてください。

薬はコップ1杯以上（100ミリリットル以上）のお水と一緒に飲むようにして下さい。理由は色々とあります。

①お茶（緑茶、紅茶、ウーロン茶含む）とコーヒーの場合

緑茶、紅茶、ウーロン茶は同じ茶っ葉から作られており、カフェインを多く含んでいます。

コーヒーも同様にカフェインを多く含んでいます。特に、玉露や濃い緑茶、濃いコーヒーはカフェインが多いことがわかっています。**そのカフェインが、薬効を強めたりして、薬に悪い作用を与えてしまうのです。**

例えば、抗うつ剤や抗不安薬を服用している場合、同時にカフェインを多く摂取すると神経過敏になったり、イライラが増えたり、不眠になってしまうなどの影響があります。

強心剤や気管拡張薬を服用している場合は、吐き気や頭痛、不眠などの影響があることがわかっています。

②牛乳の場合

牛乳は、多めのカルシウム、脂肪分が高い飲料、アルカリ性の飲料の特徴があり、いくつかの薬との相性が良くないことがわかっています。

一部の抗菌薬の場合は、乳に含まれる多めのカルシウムと薬が結合し、小腸から吸収されるのを低下させ、薬の効果が弱まります。

抗真菌薬（水虫の薬など）や角化症治療薬の場合は、脂肪分によく溶ける性質をもつ一部の抗真菌薬（イトラコナゾールなど）、角化症治療薬（チガソンなど）は、脂肪分の多い牛乳があると吸収が高まりすぎて、予想以上に薬が効きすぎたり、副作用が出たりする可能性があります。

一部の下剤の効きも悪くなります。腸を刺激する下剤（コーラックなど）の中には、強酸性の胃では溶けないように設計されて、中性の腸で溶けることで最大限効果を発揮する薬もあります。ところが、**牛乳はアルカリ性の飲料であるため胃酸を中和してしまうため、胃内が中性に近づいて、胃のなかで薬の成分が溶けるのです。そのため、腸の刺激作用があらわれにくくなってしまいます。**

③お酒やビールなどのアルコールの場合

医療機関や薬局で毎回アルコールで薬を飲んではいけないと言われることは多いと思いますので、避けた方が良いことはご存じと思いますが、何故いけないのかをいくつか紹介します。

●中枢神経に影響があるため

アルコールには、脳の機能にブレーキをかける力があります。少量の飲酒は、中枢

【薬がどのように作用するのかがわかる３つのポイント】

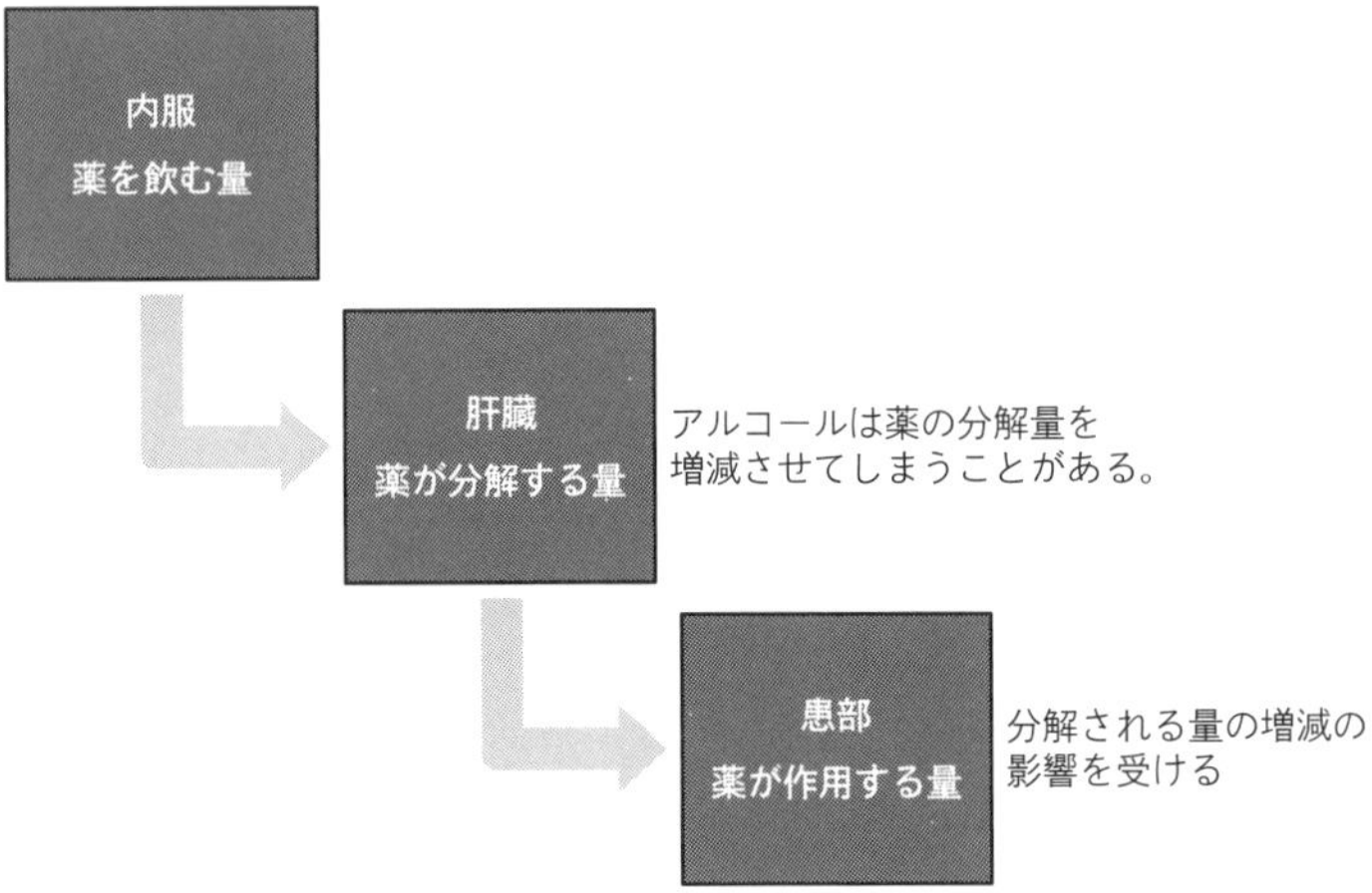

内の抑制系にブレーキかかることで興奮を引き起こし、多幸感、多弁、ほろ酔い気分などが起こります。飲酒量が増えてくると中枢内の色々なところにブレーキがかかり、ボーッとしてくることや、感情のコントロールができなくなっていきます。

飲み過ぎると、運動機能を司る脳の一部（小脳）にもブレーキがかかり、真っ直ぐに歩けなくなってしまいます。そのため、**アルコールは、中枢系に作用する薬（睡眠薬、抗うつ薬、抗てんかん薬など）**との相性は最悪で、薬の作用が強く出たり、弱く出たりしてしまうのです。

●肝臓での分解が妨げられるため

【アルコールで薬を飲むと作用が変化してしまう】

	肝臓で分解される薬の量	患部に届く薬の量
アルコールなしで飲んだ薬	80%	20%
アルコールありで飲んだ薬	酵素をアルコールと取り合い50%しか分解されない	50%

	肝臓で分解される薬の量	患部に届く薬の量
アルコール飲酒がない方が飲んだ薬	80%	20%
アルコール常飲者が飲んだ薬	酵素活性が高く90%分解される	10%

二つ目は、アルコールは多くの薬の働きに影響を及ぼします。**アルコールも、薬も肝臓で分解されます。しかし、分解酵素をアルコールと薬双方が取り合うことになる場合があります。**

●アルコールと薬の有害性が未知数であること

アルコールと薬の有害報告は、まだわかっていないことも多いとされていますので、私が薬局で患者さんにお話しする時には、絶対にやめてくださいとお伝えしています。

なお、「お酒は百薬の長」という中国の言葉がありますが、医学的な根拠は示されておりません。なお、医学的なアルコールの作用は、食欲増進、血行促進、ストレス緩和がありますので、目的に合わせた使い方は良いと思います。

薬は、「水」または「ぬるま湯」で飲んでください。これに尽きます。

薬は体内で作用する時に適切な濃度があり、治療域と中毒域があります。服用量がちょうどよければ治療域、飲み過ぎると副作用が起こりやすくなる中毒域に到達してしまいます。飲む量を守らないと薬は「治療」どころか、「毒」になってしまいます。2倍量飲んだら、薬ではなく毒になるのです。

飲み薬の種類は大きく二つに分けられる

飲み薬は大きく二つに分けられます。

一つは、医師の処方が必要な処方薬。もう一つは医師の処方なしに薬局や薬店でも購入できる市販薬です。 市販薬はOTC薬とも呼ばれます。OTCとは「Over The Counter」の略です。

薬局のカウンター越しに買える薬という意味です。カウンター越しということは、必ず薬剤師や登録販売者と話をして購入することを意味しています。

処方薬は市販薬よりも効き目が強い成分が使われたり、市販薬と同じような成分でも量が多かったりするなどの特徴があります。また、患者さんの症状に合わせて医師が処方するので、症状に対して確実に効果があるなどがあります。

市販薬はいくつかの有効成分を組み合わせて、総合感冒薬のように幅広い効能を持っています。胃潰瘍薬のH2ブロッカーや鎮痛剤のロキソニン、睡眠改善薬など処方薬から市販薬に転用される薬も増えてきました。

市販薬は処方薬よりも気軽に購入できるので、飲み方がこれまで以上に重要になってきます。

休日や夜間など薬局や薬店、ドラッグストアなどに薬を買いにいくと、「薬剤師や登録販売者がいないため販売できません」と書かれた紙が薬が陳列されている棚に掲示されている時があります。

従業員がいるのに薬が販売できないというのは、どういうことだろうと思った人も多いはずです。

そんな悩みの解決するためには、医薬品の区分を確認する必要があります。**図のように、医薬品は大きくは医療用医薬品、要指導医薬品、一般用医薬品の三つに分けることができます。**医療用医薬品は、原則医師の処方箋をもとに調剤された医薬品であ

【薬の分類】

医療用医薬品
（処方箋医薬品）

医師が発行した処方箋に従って薬局が処方する薬。体に作用する主作用が大きいという特徴がある。

ジェネリック医薬品

新薬と同じ有効成分を持つ医薬品のこと。開発費が少なく価格も低く抑えられている。

要指導医薬品

処方箋が必要な医療用医薬品から一般医薬品に移行途中の医薬品のこと。処方箋がなくても薬局やドラッグストアなどで購入ができるが、必ず薬剤師の説明が必要になる。

一般用医薬品
（OTC医薬品）

処方箋がなくても、薬局、薬店で購入できる医薬品のこと。副作用のリスクに応じて第１類から第３類までの種類がある。

第１類	一般医薬品の中で副作用のリスクが高い薬のこと。薬剤師からしか購入できない。
第２類	一般医薬品の中で比較的副作用のリスクが高い薬のこと。薬剤師または登録販売者から買うことができる。
第３類	一般医薬品の中で第２類の医薬品より副作用のリスクが低い薬。薬剤師または登録販売者から買うことができる。

医薬部外品

効果や効能が認められている有効成分が含まれているが、医薬品と比べて作用が穏やかなもの。ドリンク剤やうがい薬、入浴剤などが該当する。

化粧品

シャンプーやリンスなども含まれる。医薬部外品より作用が穏やかなもの。

り、市販薬とされるのが、要指導医薬品と一般用医薬品になります。市販薬の中にもリスクが大きい成分が入ったものやまだ判断できないものがあり、要指導、1類、2類、3類と区分が存在します。

なお、この医薬品の区分は、2023年秋の情報ですが、変わる可能性も十分にあります。主な理由は、オンライン化が進んでいる社会に変わってきたことや、未成年が市販薬を乱用する事件が起こるなどが挙げられています。

オンライン化が進むことにより、市販薬よりもリスクの高い医療用医薬品が、オンライン服薬指導を使えば、非対面で薬を手に入れることができます。

当然、市販薬も時代の流れにあわせて再考が必要です。

薬乱用については、2010年頃（このころは、薬のネット販売が許可されていなかった）に比べると、乱用によりが増えています。乱用を防ぐためには、規制が緩いのではないかとすることも考えられています。

●要指導医薬品

この分類をされる医薬品はリスクがわからないため、1番規制が厳しいものです。要指導医薬品とは、もともと医療用医薬品であった薬が、市販薬へ移行させて間もない薬が中心で、3年間は要指導医薬品です。

その他に一部ですが、強い作用のある精力剤や殺菌剤がこの区分に該当する医薬品なども存在します。なお、薬剤師が対面で**書面の情報提供、購入者本人が使用することのチェックも義務づけられています。**

●第1類の一般用医薬品

第1類の一般用医薬品は、リスクが高い医薬品とされるため、要指導医薬品と同様に、薬剤師のみが対応を許される薬になります。ただ、対面で販売せずにオンラインでの販売も許されています。インターネットで購入が可能になっていますので、実店舗以外も選択肢に入れるのが可能です。

●第2類や第3類一般用医薬品

要指導、第1類よりはリスクが少ないものです。大部分の市販薬を占める薬になり、登録販売者がいれば購入可能な薬になります。市販薬は、どの薬も薬剤師や登録販売者がいないと販売できないのです。そのため、店舗によっては販売をできないときがあるのです。第2類や第3類も第1類も同様にインターネットで購入可能です。

薬の飲み合わせと相互作用

一つずつだと問題ない薬でも、**組み合わせによって良くない影響が出る**ことがあります。これを**相互作用**と呼びます。

例えば、ニューキノロン系抗生物質と胸焼けなどを抑える水酸化マグネシウムを含んだ胃腸薬を一緒に飲んでしまうと、抗生物質の効果がなくなってしまいます。

なぜならば、それらの薬を服用して消化管を通るときに、抗生物質とマグネシウムイオンが結合して、小腸で吸収されることが妨害されてしまうからです。

このような薬の相互作用が原因の副作用を防ぐために生まれた仕組みが、**「医薬分業」**というしくみです。

医薬分業とは、医師が出した処方箋をかかりつけの薬局や薬店、ドラッグストアに持っていき、薬を調剤するシステムのことです。このしくみに従えば、皮膚病と糖尿病を患っている患者が、ある医療機関で内科で薬を処方されて、また別の医療機関で皮膚病の薬を処方されても、かかりつけの薬局で薬の飲み合わせが確認されることによって、副作用を防ぐことができるのです。

「お薬手帳」の意味と役割

このように話すと、自分は複数の医療機関にかかっているが、仕事上の理由などで、かかりつけ薬局1カ所で薬をもらっているわけではないので、副作用が心配だという人もいるかもしれません。

そのようなことを防ぐためにあるのが「お薬手帳」です。お薬手帳とは、医師、歯科医師、薬剤師が手帳の所有者の薬歴（薬の服用歴）を知ることによって、重複投与や相互作用をチェックし、薬を安全、適正に処方するために使用するものです。

【相互作用とは？】

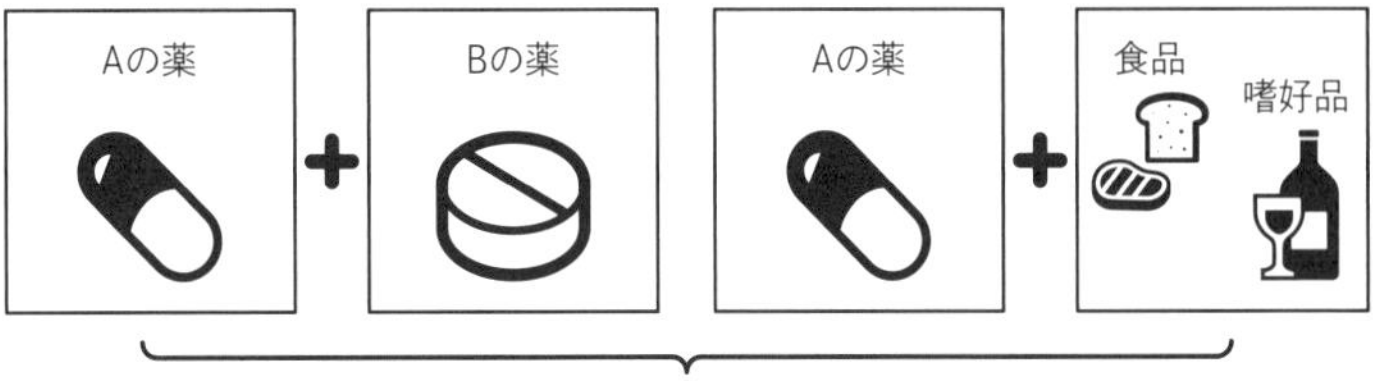

薬の効き目が、強くなり過ぎたり、弱くなったりする

実は、お薬手帳を導入する契機になった事件があります。それが、**1993年に起きたソリブジン事件です。**抗がん剤を服用している患者が別の病院から処方された新薬の抗ウイルス薬を服用したことで、15名の死亡者が出てしまいました。**この事件は処方の確認ができていれば、未然に防ぐことができた事件として考えられ、薬歴の確認が重要視されるとともに、お薬手帳を導入することが決まったのです。**

特に年齢を重ねるほど、薬の量が増えます。厚生労働省が2019年に調べた調査（社会医療診療行為別統計）によれば、7種類以上の内服薬をもらう人は、高齢になればなるほど増え、70歳を超えると、**40代**

の約3倍にもなります。後ほど詳しく紹介しますが、6つ以上の薬を飲むと、副作用の危険性が高まることがわかっています。市販薬やサプリメントの飲み合わせも副作用の危険性を高めることから、お薬手帳で全て管理することが望ましい、とされています。

また、高齢になると薬の代謝や薬の排泄を促す機能が衰えて、薬の効果が体に残り続けることがあり、それが副作用を促すこともあるのです。このようなことから、きちんとお薬手帳で管理することが大切です。

お薬手帳を利用するメリットは、薬歴を調べるだけではありません。いくつかあるのです。

第一に薬の飲み合わせを薬のプロフェッショナルである薬剤師が、処方歴を確認し、飲み合わせを管理してくれることです。第二には、市販薬やサプリメントの薬歴も記載しておけば、薬剤師が併せて確認してくれるということです。

第三には、過去に薬で副作用が起きた場合、お薬手帳に記載をしておけば、医師や薬剤師が確認することができます。そうすれば、次に処方する場合、副作用が起きたと思われる成分を避けて、薬を処方し、調剤してくれます。

薬の種類が多すぎるとか、錠剤が大きくて飲みづらいなどをお薬手帳に書いておくことで、薬剤師が新しい薬を提案してくれることもあります。

そして、ありがたいのは万が一、緊急搬送された場合に、お薬手帳を携帯していれば、飲んでいる薬や量、アレルギー記録などが掲載されているので、緊急処置の手助けにもなるのです。

また災害時にもお薬手帳は重要です。もしも大規模震災にあったらどうなると思いますか？

自然災害になってしまうと、大きな医療機関は非常電源があるかもしれませんが、大多数の医療機関や薬局は、非常電源はなくシステムがダウンし、機能不全に陥ってしまいます。具体的には、診療データや薬の服用歴が見られないことになります。一**方で、店頭には薬の在庫があるので、「震災時は、どの薬を飲めば良いのかわかるこ**

と」が大切で、ここさえクリアできれば、薬をお渡しできます。

２０１１年に起きた東日本大震災では、お薬手帳に基づいて、慢性疾患の薬が処方されるなど大いに役立ちました。

そして、自分が飲んでいる薬を減薬するときにも非常に役立ちます。**残りの薬を持って、お薬手帳を薬局に持参すれば、薬剤師が医師と連携して、日数を調整してくれるのです。薬が減るため、お薬代を節約することも可能です。**

医療費が軽減できる

そして、患者さんがお薬手帳を持っているか、同じ薬局で3カ月以内に処方箋を持参しているのかで、算定される点数が異なります。

最も安くなるのは、一つの薬局に3カ月以内にお薬手帳を持って、処方箋を持参した場合で、43点の採点になります。ところが、初めて処方箋を持ってきた薬局の場合や一つの薬局に3カ月を超えて処方箋を持参しても、3カ月以内で手帳を持参しなければ、57点が算定されます。保険料が3割負担で月1回利用であれば、同じ薬局に3カ月を超えて、通っていればお薬手帳を持っている場合とない場合では130円（42点分）安くなります。

130円の違いですが、長期にわたって月数回薬局利用している、場合では、1年間でも数千円単位の差が出てきます。

このように医療費に差をつけているのも、かかりつけ薬局を持ち、お薬手帳を常に持参するように義務付けることで、副作用による問題を減らすこととされているのです。ぜひ、お薬をもらうときには、かかりつけの薬局とお薬手帳を持参することを忘れずにしたいものです。

正しいお薬手帳の使い方

これまで、話しているようにお薬手帳は、「患者さんの健康を守る」ためのものです。たくさんのお薬手帳を見てきた中で、患者さんの健康を最大限守るためには、皆さんに行ってほしい大事なポイントがあります。

正しいお薬手帳の使い方は、次の４つのポイントがあります。

ポイント１　お薬手帳は１冊で管理する

お薬手帳の役割は相互作用による副作用の防止です。複数の診療科や医療機関で治療を受けている場合でも、１冊で管理をします。全ての診療科を時間軸に沿って管理することで、現在飲んでいる薬がわかります。

ポイント２　１人１冊で管理する

相互作用は、家族間で起こるわけではありません。個人の体質や薬の飲み合わせによって起こります。家族間でお薬手帳を１冊にして持っている人も見かけますが、複数人の薬歴が書かれたお薬手帳は、医師や薬剤師が見ても確認ミスが起こりやすいので止めましょう。

ポイント3　お薬手帳を忘れてしまった場合

お薬手帳を忘れてしまった場合、新しいお薬手帳を作っている人を見かけます。忘れた時は薬のシールだけ貰い、時系列に沿ってお薬手帳にシールを貼ることが大切です。現在、服用している薬がどのようなものかということが、重要な情報なので、それらの情報の抜け漏れが減ります。

ポイント4　お薬手帳にアレルギー歴や患者情報を書く

アレルギー歴や副作用の既往歴は個人ごとに依存するため、医療機関・薬局などではシステムで管理されています。しかし、震災などシステムがダウンしてしまうときにはお薬手帳が活躍します。そのためにも、アレルギー歴や副作用の既往歴もお薬手帳に記載しておくと良いでしょう。

どうしても専門家を前にすると伝えたいことを忘れてしまう場合はありませんか？お薬手帳は、医師や薬剤師が直接見るため、医師や薬剤師に伝えたいことを書いておくことで確実に伝えることができます。さらに、凄いお薬手帳になると、残った薬の数も書かれている患者さんもいます。

お薬手帳に貼り付けたシールの横に現在の薬の残りを記載しておきます。そうすれば、どのくらい薬が残って手持ちがあるのかがわかります。このように書いておくと、医師や薬剤師が気づき、その時に処方される薬の量が少なくなります。結果的に、薬代が安くなりますから、手間はかかりますが是非トライしてみてください。

電子版お薬手帳のメリットとデメリット

最近はスマートフォンのアプリケーションで管理するお薬手帳もあります。アプリケーションで読み取った薬の情報はクラウドで管理しているので、患者さんが確認できるだけではなく、医師や薬剤師もいつでも閲覧できるので非常に便利です。

電子版お薬手帳のメリットは、**薬の情報を一括管理できるということと、お薬手帳の紛失や持ち忘れ防止をすることができます。肌身離さず持っているスマートフォンですので、持ってくるのを忘れるということがありません。**

さらに飲み忘れ防止のスケジューラーの機能や市販薬やサプリメントの情報を入力する機能もあります。さらに緊急時にも医療従事者が簡単にアクセスして情報を取得することができます。

もちろん、紙のお薬手帳と同様に、アプリケーションがあれば、お薬手帳として薬剤服薬指導料として算定ができますので、医療費を節約できることになります。

デメリットとしては、**個人情報保護のセキュリティの問題や災害時にスマートフォンを含めた電源の問題、インターネットサーバーへの攻撃の問題などがあるということです。**

また、電子版お薬手帳は数多くの会社が参入しており、仕様や機能が異なることです。患者さんの薬歴を参照できずに、一括で管理できないなどの問題が指摘されています。

お薬手帳は、飲まれている薬が全て記載されている大切な情報です。この情報は、「医療の交点」であると思います。管理を疎《おろそ》かにしていると、飲み合わせチェックができなくなり、医療の質が下がるも同然です。ぜひ忘れずに、処方箋とともに、薬局にお出しください。

薬の相互作用を管理する処方箋《せん》の意味とは

最近はコンピューターが普及しているので、**薬同士の相互作用は医療機関や薬局でも大部分のところでは相互作用のチェックがされています。**コンピューター内には複数の薬の情報が入っていて、薬同士の相性についてチェックしてくれるのです。

しかし、課題点はまだ二つあります。**コンピューターのデータは管理している店舗ごとになりますので、クリニック、薬局などで独立しています。**２０２３年12月現在、河野太郎デジタル庁長官の下、独立したコンピューターの情報を統合しようと活動しています。

現状はコンピューターの情報が共有されていないのですが、独立したコンピューター間の情報をつなぐのが、処方箋になります。

しかし、多くの人が行っている方法は、A医療機関の処方箋はA医療機関の近くのC薬局。B医療機関の処方薬は、B医療機関の近くのD薬局であり、相互作用の情報チェックが共有されているとは言いがたい状況です。

現在行われている対策は、お薬手帳でA医療機関とB医療機関の情報を一つのお薬手帳に一元管理するのですが、患者さんも人間ですから、お薬手帳を忘れる場合もあります。一元管理の取り組みにご理解頂けない方もいます。ですので、現状の情報収集は70%ぐらいに留まっています。

そのため、お薬手帳はとても良いツールではありますが、相互作用の完全な解決にはまだ力が及びません。そこで相互作用対策として私が提案したいのは、かかりつけ薬局を中心とした情報共有の仕組みです。

次の図はA医療機関、B医療機関の処方箋を患者さんがお気に入りの「かかりつけ薬局（E薬局）」処方箋を持ってきています。

E薬局のコンピューターには、患者のA医療機関、B医療機関の薬データが入りま

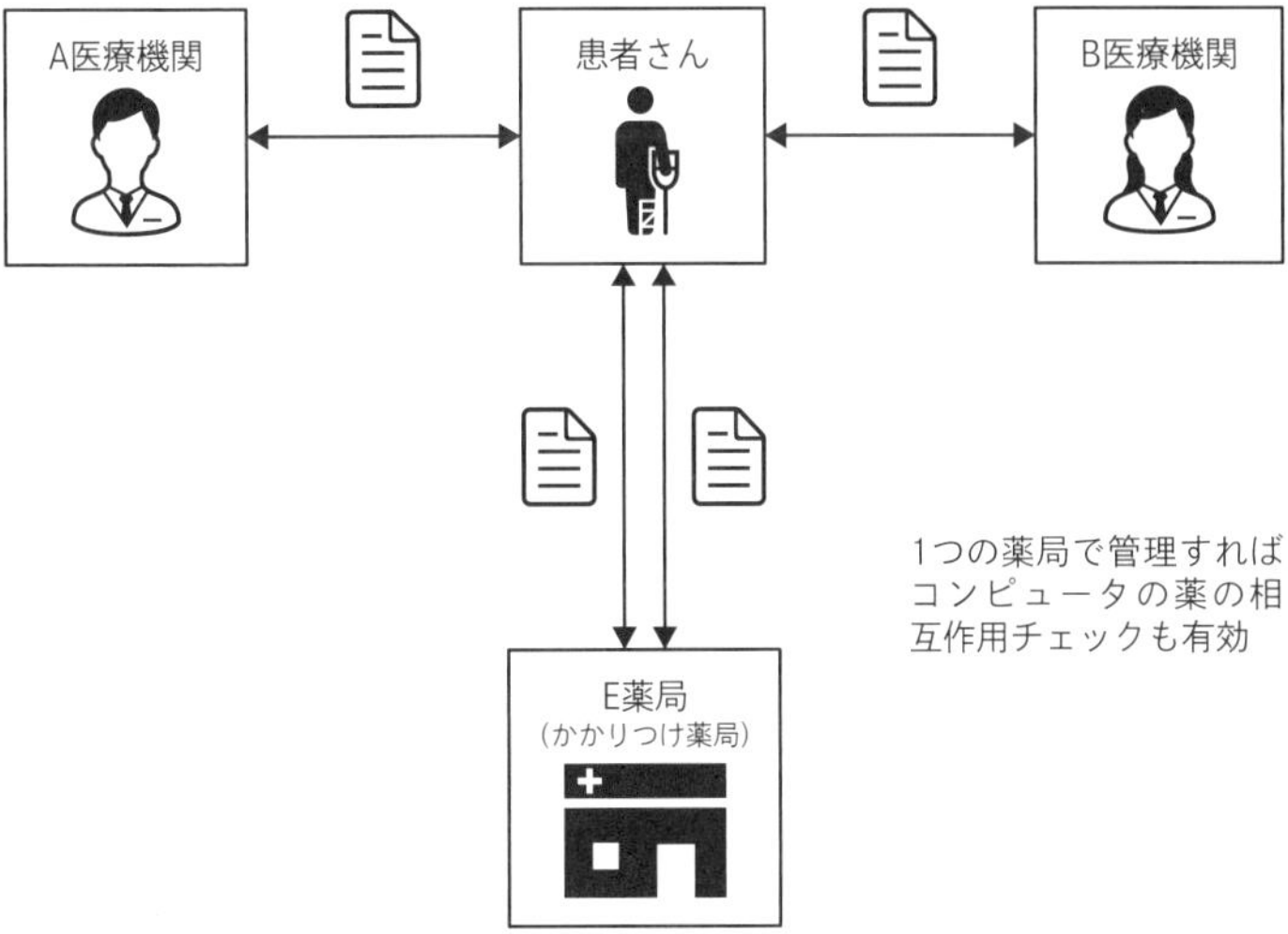

すので、確実に相互作用のチェックができます。さらに、同じ薬剤師を指名ができる「かかりつけ薬剤師」も使えば、処方薬だけでなく、サプリメントやお酒やタバコなどの嗜好品などとの相互作用もチェックもしてくれるので、相互作用のブロックとしては最高レベルだと思います。

ただし、この仕組みは注意事項もあります。それは患者さんに必要な在庫を薬局が確保しておく必要があるということです。

薬局は、多く薬を保管しているところでも在庫数3000種類ぐらいです。

一方で国が認可している薬は約1万5000種類と言われています。つまり、目の前に併設されているクリニック以外の薬については、在庫がない場合がありますので、処方された段階で薬局に連絡を入れて準備をお願いすると良いと思います。薬局に伝えておけば、薬局のほうで問屋から取り寄せて予め準備してもらえます。この一手間を忘れると、自分に必要な薬を取り寄せることができなくなる可能性が高まります。

かかりつけ薬局の話を書かせていただきましたが、薬の飲み合わせは一つのコンピューターに入れれば、危険な組み合わせがチェックでき予防できると思います。

クリニックのすぐ横にある薬局で済ませようと思う気持ちもわかりますが、複数のクリニックなどにかかっている方は、お気に入りのかかりつけ薬局を作ることが相互作用による副作用を防ぐ近道といえるでしょう。

処方箋は情報の山

処方箋は、治療に必要な薬の種類や飲み方を指定した書類です。

医療機関によって紙の大きさには大小ありますが、最低限書いていなければならない項目を満たされたとしても大切な書類です。薬局は薬を準備する時に、ほぼこの1枚の処方箋から作られています。薬の名前や何日分処方されているのかはもちろん大事な情報ですが、それ以外にも、どんな保険組合に入っていて何割負担なのか？　処方箋の有効期限はいつまでなのか？など薬を販売するまでの多くの情報が書かれています。

大切な書類だからこそ、法律上の決まり事もいくつかあります。

【処方箋とは？】

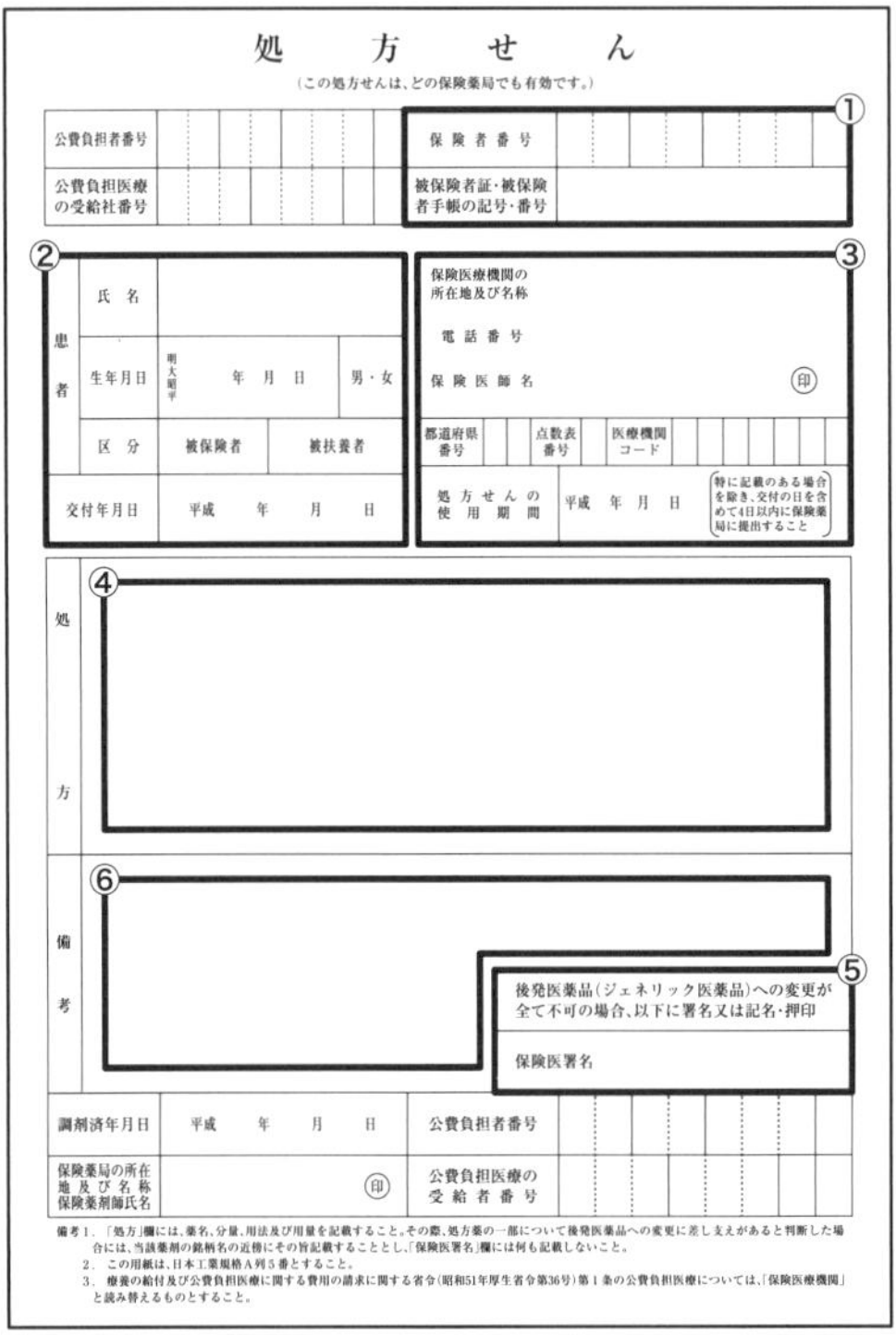

①保険者番号

②氏名・生年月日・性別

③医療機関名・連絡先・処方した医師の名前

④薬の名前
薬の形（錠剤・カプセルなど薬の量1回あたり飲む量や回数、タイミングなど

⑤ジェネリック医薬品への変更について

⑥何度も使えるリフィル処方箋の場合、リフィル処方箋の利用可否や利用可能回数、調剤日や来局日などが書かれる

処方薬の名前には2種類ある

処方箋に書かれている薬の名前には、一般名と商品名があります。

どの薬も一般名と商品名の二つの名前を持っています。

一般名とは、薬の効果を示す有効成分の名前になります。薬効成分そのものを名前としているのです。

記載のされ方は、「(般)～」の順で薬の名前が処方箋に記載されています。例えば高血圧の薬でよく処方されるのが、アムロジピン錠がありますが、一般名として記載

【一般名と商品名】

	概略	処方箋に表記される名前 (高血圧の薬の例)
一般名	●薬の効果を示す有効成分の名前。 ●「(般)～」で薬の名前が書かれています。 ●同様の成分を示すものではあれば、先発医薬品でも、後発医薬品(ジェネリック医薬品)でも調剤OKという趣旨で使われます。	(般)アムロジピン塩酸塩錠5mg
商品名	●製薬企業が独自につける名前です。	先発医薬品～ノルバスク錠5mg 後発医薬品～アムロジピン錠5mg「●●」 後発医薬品は、一般名の後に、「●●」のように会社名を意味する用語がつくのが一般的です。

されるのは、「(般) アムロジピン塩酸塩錠5㎎」などと記載されます。一般名がある意味は、同様の成分を示すものではあれば、先発医薬品でも、後発医薬品（ジェネリック医薬品）でも調剤ＯＫという趣旨で使われます。

商品名は製薬会社が独自につける名前です。

先発医薬品～ノルバスク錠5㎎
後発医薬品～アムロジピン錠5㎎「●●」

後発医薬品は、一般名の後に、「●●」のように会社名を意味する用語がつくのが一般的です。

さらに、一般名と商品名の中でお伝えしたいのは、先発医薬品、後発医薬品（ジェネリック）の話です。**薬の書き方によって先発指定、後発指定、どちらでもＯＫと決まるのです。**なお、大前提として全ての薬は、患者さんの意向が最優先です。しかし、同時に決まり事として、以下のルールもあります。

一般名で処方された薬は、先発医薬品でも後発医薬品（ジェネリック）でも、どちらの薬でも交付できます。

後発医薬品は基本的に先発医薬品を交付できません。

先発医薬品は、先発医薬品だけでなく、後発医薬品でも薬を交付できます。ただし、変更不可欄にチェックが入っていたり、×が書かれていたりすれば、後発医薬品の交付はできません。

処方箋ではやってはいけない3原則

処方箋ではやってはいけない3原則があります。万が一やってしまうと罰則があります。

原則1　処方箋をカラーコピーなどで複製はＮＧ
原則2　処方箋に薬を書き足すのはＮＧ
原則3　処方日数や数量を書き換えるのはＮＧ

やってはいけない3原則を破ってしまうと、詐欺、私文書偽造及び同行使（未遂含む）、麻薬処方せんの偽造・変造、向精神薬処方せんの偽造・変造などの罪に問われ、場合によっては10年以下の懲役となる場合もあります。
重要書類だからこその厳しいルールがあることを知っておきましょう。

処方箋には期限がある

ご存じない方も少なくないと思いますが、処方箋には期限があります。原則ルールとして、**処方された日を含めて、４日以内の有効期限が付いています。**

なぜ4日以内なのかという理由は明記されているものではありませんが、処方薬は医療機関を受診した時の症状に最適な薬が出ているはずであり、4日以上経ってしまったら、また違った症状になっていることも考えられるなどがあります。

また、薬をもらう患者さんがその日に受け取れない場合や薬局が休みであった場合を考慮したなどの諸説あります。いずれにしても処方箋の受付は、「処方日を含め、4日以内ルール」があることは押さえておきましょう。

それでも我々は人間ですから、忘れることもあります。期限の4日以内を過ぎてしまった場合は、医療機関に連絡して処方箋の再発行をお願いしましょう。ただ、この場合の過失は患者さんにありますので、お金がかかることもあります。

また、処方箋の期限内に薬局へいけない場合などは、医療機関であらかじめ処方医と相談しましょう。「長期の旅行など特殊の事情があると認められる場合は、この限りではない」と法律でも認められているため、場合によっては、処方医の判断で4日よりも延ばしてもらうことが可能です。

処方箋には独特のルールが存在します。

なお、注意いただきたいのは、紙の処方箋を写真で送るサービスがありますが、写真を送っただけでは、4日以内に薬局へ渡したことにはなりません。「処方箋原本」が4日以内に薬局に持っていき受付するタイミングという意味になります。

処方箋で薬の在庫不足を対策

最近は、薬の在庫不足が多く起こっています。在庫不足の原因は、一部のジェネリックメーカーの不祥事だけではなく、複雑な業界構造が絡んでいることもわかっています。詳細は割愛しますが、在庫不足問題は、しばらく続きそうであると私は思います。

薬の在庫不足が起きて、一番困るのは患者さんであると思います。処方箋に書いてあるのに、薬局に行くと在庫がない。薬局は、出来る限り医師の処方意図を汲み取りながら、調剤をするのが基本的な考えになりますので、薬局に在庫がないものは、近隣の薬局に確認をしてくれると思います。

しかしこの問題の本質は、薬局に問題があるのではなく、不足している薬は薬の卸問屋から入ってこないため、どこの薬局も入手できないのです。結果的に、体調にすぐれない患者さんが、薬をすぐにもらえず、後日の郵送対応、最悪はたくさん時間を待たされた挙句に、処方変更ともなり得るのです。

解決策は難しいのですが、少しでも薬の在庫問題に巻き込まれないためには、物事の上流を抑えることが大切です。処方箋の上流つまり処方医がキーパーソンです。**不足薬が原因による薬局待ち時間を減らすためには、医療機関の段階で決着をつけてしまうのが一番早道です。確認することは、「処方医に対して、処方箋薬は、在庫があるのかどうか」です。**ちなみに、医師から薬局によって在庫量は異なるといわれても、世の中一般で不足している薬か、どうかと確認をするのです。

電子処方箋とは？

電子処方箋は、紙で発行されていた処方箋を電子化したものです。2023年1月

【電子処方箋が一般化されると】

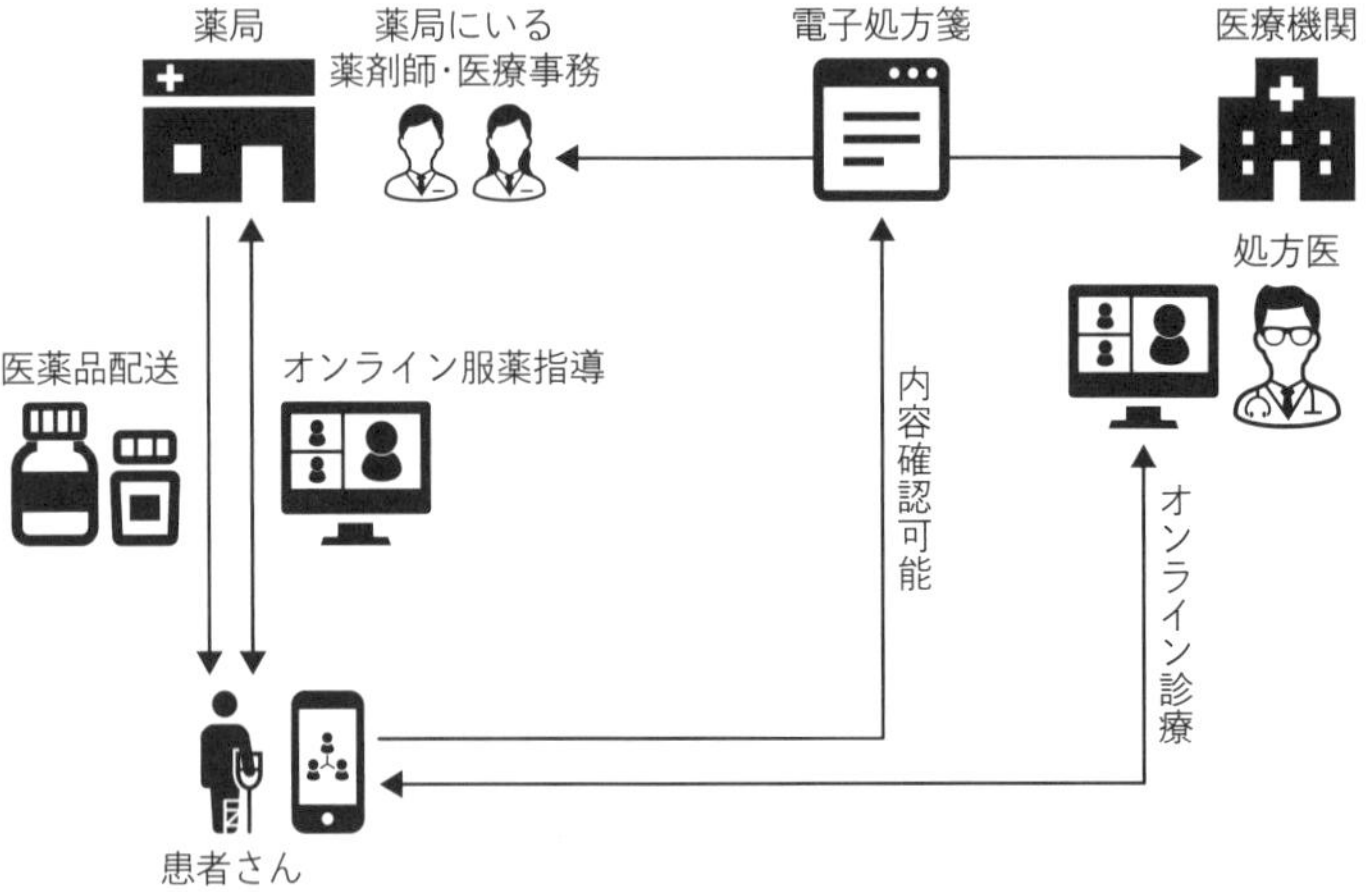

26日から運用が開始されました。

患者が今まで通りもらった処方箋情報をもとに、薬局を選び持ち込む形は変わりありません。

電子処方箋管理サービスに、医療機関（病院、クリニックなど）の医師が処方データを登録し、患者がスマートフォンから薬情報を確認できます。

処方された薬情報を確認できるので、飲み合わせの確認に活用できます。情報が紙からデータになり、薬局へ流れていきます。どこの薬局に持っていくかは、従来と同じく自分の判断で行います。

手元に紙があるほうが安心と思われる方のために、処方箋（控え）が別途発行され、電子データだけでなく紙面でもどんな薬が出ているのか確認できる形になっています。

電子処方箋のメリット

電子化が進むので、国ばかりがメリットを享受するのか？　と思うかもしれませんが、我々にも、お薬飲み合わせのチェックがかなりスムーズに行われるメリットがあります。

今までは、処方・調剤した病院・クリニックや薬局、患者自身のお薬手帳でしか、過去に処方された薬の管理はできませんでした。

電子処方箋になると、複数の病院・クリニックや薬局をまたいだお薬情報（過去3年分）も一元管理することができます。

一元管理された情報に対して、電子処方箋を導入している病院・クリニック、薬局がアクセス可能となり、薬の飲み合わせチェックをする時の情報量が増えるので、１

人の患者さんのデータを多くの専門家が飲み合わせについてチェックしてくれる良さが出てきます。

さらに、**電子処方箋を導入すると、診察時に医師が電子カルテで処方を入力する画面上で重複投薬・併用禁忌のチェックが行われます。**処方する薬を入力した上でチェックボタンを押すと、今回処方の薬と過去に処方された薬との間で期間重複や、禁忌の組み合わせがあった場合にはアラートが出るのです。

電子処方箋の先行導入を進めていたモデル事業においては、2022年10月から12月末までの期間で10万4105件の重複投薬・併用禁忌チェックが実施され、このうち重複投薬・併用禁忌が疑われる事例（病院、クリニックなど）3812件が検知されたと報告されています。

つまり、電子処方箋になることで、地域中の医師や薬剤師が一元管理された処方箋情報に触れることで、飲み合わせのチェックがされ、かつ処方医のうっかりミスをコンピューターでチェックされるため、薬同士の飲み合わせ問題が大幅な改善し、今より良い医療を受けることができます。

一定期間に何度も使える処方箋

2022年4月から運用されたリフィル処方箋というのがあります。ほとんど普及していませんが、人によっては、コスパのすごい良いお得な仕組みなので確認してみましょう。

リフィル処方箋とは、定められた一定の期間内に繰り返し使用できる処方箋のことです。

症状が安定している患者さんに対して、医師がリフィルによる処方が可能と判断した場合に、処方箋の「リフィル可」欄にレ点を記入し発行する繰り返し使用できる処方箋です。リフィル処方箋の総使用回数の上限は3回までです。新薬や麻薬、向精神薬、湿布薬など、一部のお薬は適用ができないという注意事項はありますが、容体が安定している患者さんは、何度もクリニックなどに足を運ばなくても良くなりますので、時間もお金も節約することができるメリットがあります。

普及率はわずか0・1%

しかし、リフィル処方箋は2022年4月に運用が始まり、2023年2月では、わずか0・1%しか取り組まれていない現状です。

実績が少ないのは、医師が患者さんにリフィル処方箋を出していないためです。医師がリフィル処方を敬遠する理由は、患者さんとの接点が減ることで症状の悪化を見逃してしまい、容体管理がおそそかになる可能性を心配していると言われています。

もう一つは、クリニックの収入減です。日本の保健医療の対価は、初・再診料、検査、処置、医学的管理などを出来高払い制度になっているため、患者さんが来院しないと収入減となるため、外来主体のクリニックの主な収入源がなくなってしまうと言われています。リフィル処方箋イギリス、フランス、アメリカなどが進んでおり、世界的には知見が溜まっている取り組みです。

例えば、2004年にリフィル処方箋を導入したフランスでは、慢性疾患のある患

者や経口避妊薬を服用する患者向けにリフィル処方箋を発行しています。処方箋は6カ月、調剤は3カ月が限度ですが、その期間までは何度でも使うことができます。

2023年の骨太の方針でもリフィル処方箋活用に向けたさらなる活用も盛り込まれており、注目の取り組みとなっています。最初は浸透するまでに時間がかかると思われますが、リフィル処方箋の選択肢が使えるようになってくると思われます。

なお、国の方向性は、診療報酬改定という形で、国の方針に沿った医療機関や薬局が損をしないように金額を変えて国の方針を浸透させるのです。

診療報酬改定のタイミングは2024年4月、2026年4月、2028年4月……と偶数年の4月に2年に1回、国が目指している方向性に報酬金額を合わせていくやり方です。

そもそも、高齢化と人口減少が進む日本では、限られた医療人材の能力を最大限に生かすことが求められる状況です。容体が安定した患者に毎月の通院を求め、多様な疾患に対応できるはずの医師がそこに長時間を割くことには改善するべきであろうとして始まったと考えられています。リフィル処方箋をうまく活用したいときは、医師に相談してみるのもいかがでしょうか。

電子処方箋とリフィル処方箋は相性が良いと思っています。次の内容を読むときに頭の片隅に置いて読んでみてください。

マイナンバーカードの健康保険証によって何が変わるか

従来の保険証は２０２４年秋頃に廃止し、マイナンバーカードの健康保険証へと一本化することが決まりました。いろいろな意見をお持ちの方もいると思いますが、今後、健康保険証はマイナンバーカードを使うことになります。

マイナンバーカードの健康保険証を使う場合は、クリニックや病院などの医療機関、薬局で機械に設置し、顔認証（マスク、メガネ、帽子着用でもＯＫ）することで、受付されることになります。

電子処方箋を薬局に持ち込むときに、マイナンバーカードの健康保険証を使うと、引き換え番号などが不要であり、処方箋提出の手間が楽になります。

ただし、**２０２４年に切り替わるといっても、従来の健康保険証も２０２４年９月**

までは持っておくべきです。

なぜならば、導入が性急すぎて、コンピューターの設置や調整をしてくれる業者がパンクしている状態もあり、病院やクリニック、薬局側がマイナンバーカードの保険証に対応できていない施設がまだあります。また、認証機械が壊れていて、対応できないというクリニックを見かけることもあります。いろいろな問題があるのですが、専門家向けの2022年末の情報では、2024年9月まで待てばおおよそ問題ないと考えられています。

私が心配しているのは、他人の処方内容が間違えて紐《ひも》付けられていた場合です。飲んではいけない薬を飲んでしまうと、人の命や健康に直接関わり、重大な問題に発展する可能性があり、他のトラブルとは次元が違います。**自分を守るためにはいつもと違う薬が出たときなどは薬局の薬剤師に確認をすることが大切かもしれません。**

マイナンバーカードの健康保険証のメリットとは？

行政手続きの簡略化やスマホ一つで自分の情報収集が今よりしやすくなります。**薬**（受診者情報、過去に処方されたお薬の情報3年分）や**特定健診**（40歳から74歳までの方を対象に、メタボリックシンドロームに着目して行われる健診結果）**の情報がマイナポータルというマイナンバーカードの総合サイトでいつでも確認できるようになります。**

マイナンバーカードを利用できる医療機関窓口での限度額以上の一時支払いの手続きが不要になります。急な入院や高額な薬で多額の支出が発生した場合でも、一時支払いが負担を減らすことができます。

転職や引越しでも健康保険証として継続して、同じ保険証として使えるのは特に便利です。国民健康保険や後期高齢者医療制度に加入している方は、定期的な被保険者証の更新、高齢受給者証（70～75歳になるまでの自己負担割合を示す証明書）の持参が不要になります。

マイナンバーカードの健康保険証は、スマホのように常に持ち歩かなければならないツールになりそうです。そして、情報が一気通貫になれば、素晴らしいです。

ただ現状は、発展途上で他人の情報が紐づくトラブルなどあってはならないミスが起こっています。ミスは当然起こるもので、再発を防ぐように手段を練り上げるしかありませんが、自分の身体は替えが利かないでしょう。暫くは、自分の薬かどうかは自分を守るためにアンテナを立てたほうが良いかもしれません。

第3章

自己治癒力を上げる薬との付き合い方

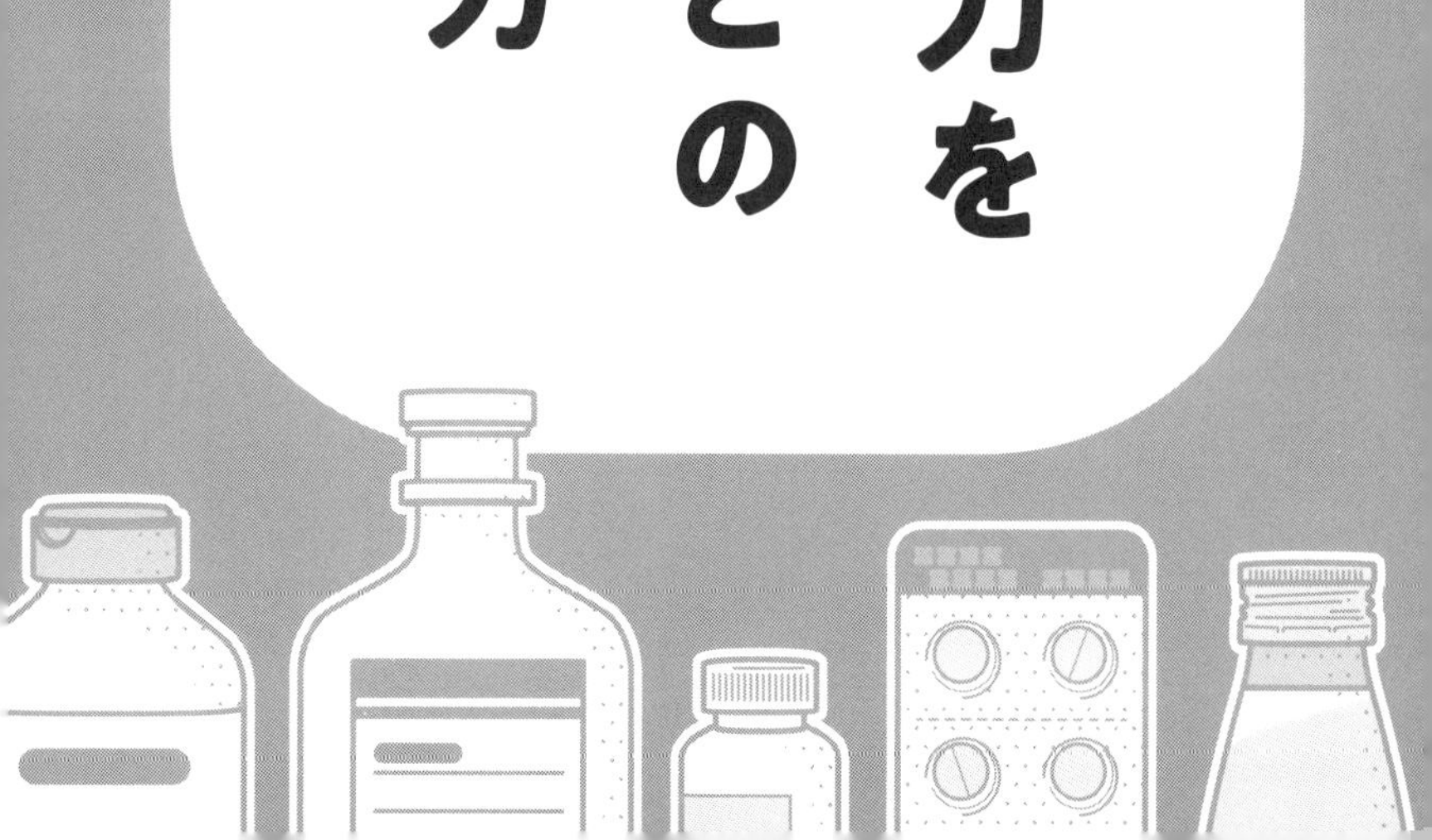

6種類以上の薬を飲むと副作用のリスクが上がる

薬をたくさんの種類を飲み過ぎると良くないと聞いたことがありませんか？　まず、多くの種類の薬を飲まれる患者さんはどんな人でしょうか。

厚生労働省2014年の「社会医療診療行為別調査」によれば、年を取れば取るほど、より多くの数の薬を受け取っていることがわかります。

特に、75歳以上（後期高齢者）は4人に1人が7種類以上の薬を飲んでいますので、かなりの数を飲んでいます。

薄々感じている方もいると思いますが、多くの種類薬を飲むことが、あまり良くないこともわかっています。6種類（6個という意味ではない）以上の薬を飲んでいる高齢者は、少ない種類を飲んでいる方よりも副作用が起きいることがわかっています。

一人の患者さんが1カ月に1つの薬局で受け取る薬の数

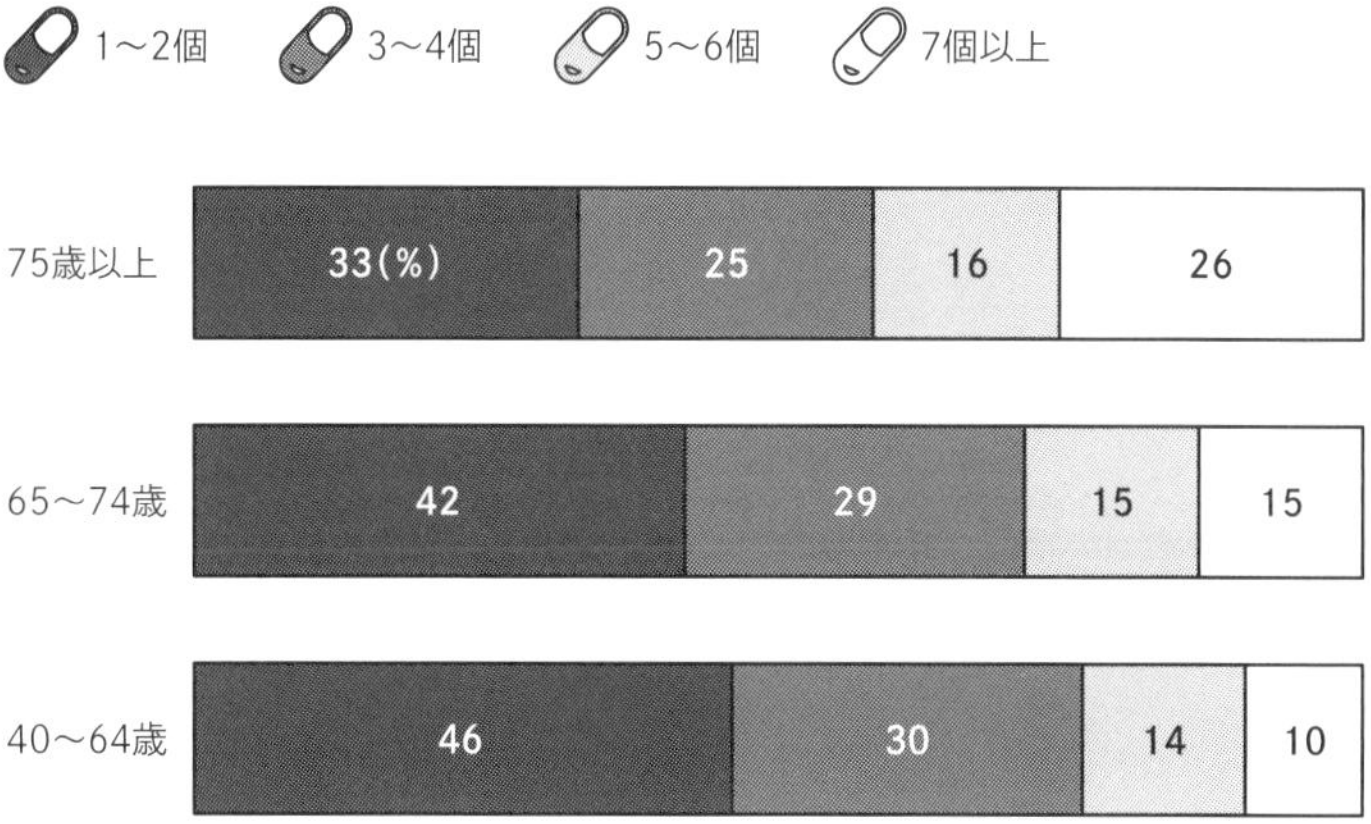

厚生労働省2014年社会医療診療行為別調査

薬の数と副作用の頻度との関係

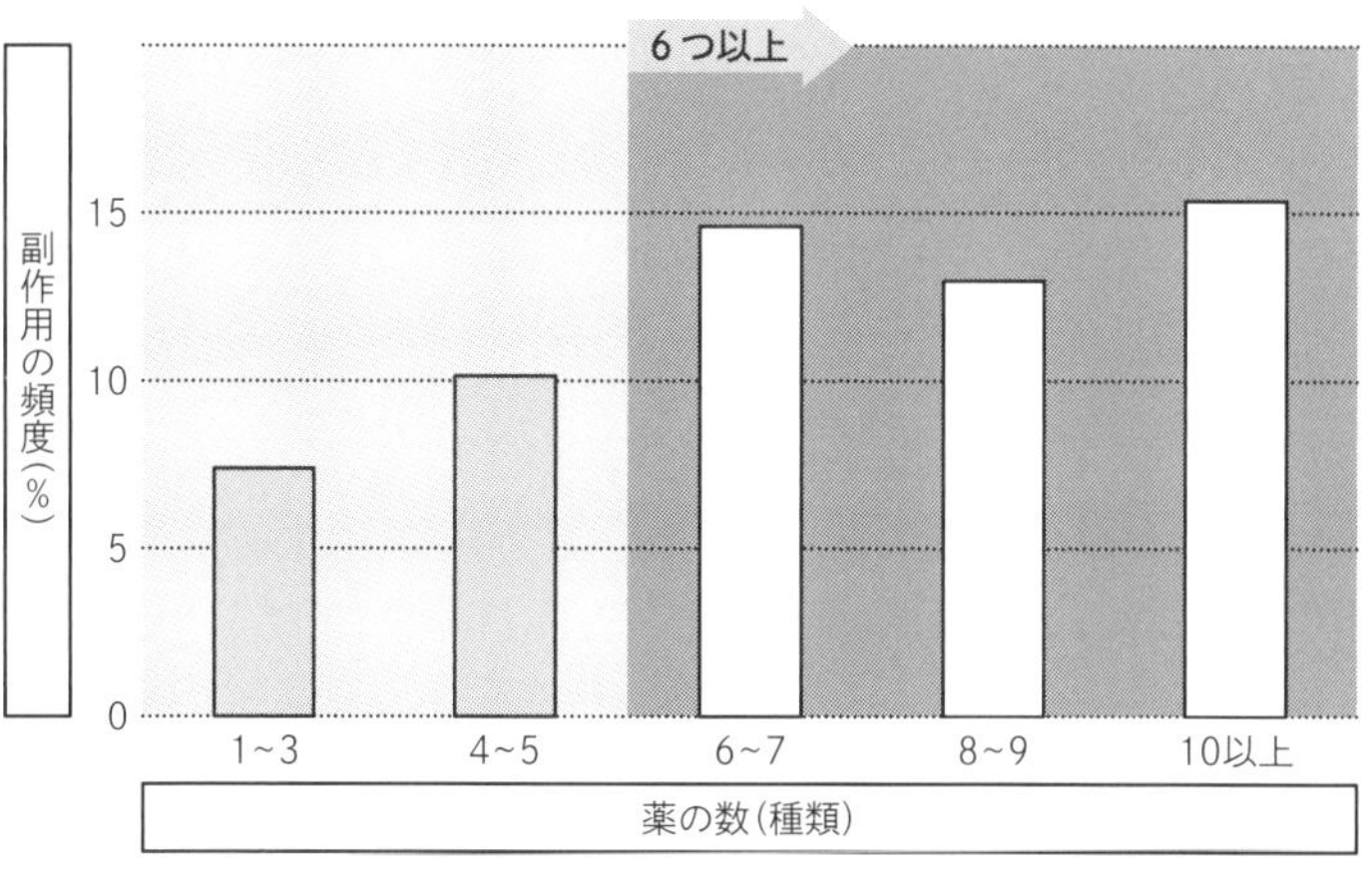

副作用で多いものとして、「眠気」「気分がしずむ」「物忘れ」などが出てしまうなら、飲みたくないですよね。医師や薬剤師と相談しながら、薬を減らしたい意図などを伝えするのがいいかと思います。

しかし、この副作用があることを知って「それは怖い！」と感じ、「薬を飲むのをやめます！」と言う人もいますが、そもそも病気があるから薬を飲んでいるということは決して忘れていけません。慢性的な病気なのに、薬を飲むのをやめれば悪くなるのは目に見えていますから本末転倒です。

病気の治療を第一に考える

大切にしてほしいのは、「病気の治療が第一です。その次に、減らせる余地のある薬を考える、とステップを踏むことです。

もちろん、自己判断でやめたり、減らしたりすると病状が悪化したり思わぬ副作用が出ることもありますので、必ず医師や薬剤師に相談しましょう。なお、医師や薬剤師の強みは、専門的な知識があることですが、患者さんの情報は、患者さんからもらえる情報に依存します。**相談時は、使っている薬を全てお伝えすることはもちろん、健康食品やサプリメントがある場合は併せてお伝えしてください**。また、副作用などが出た場合は、次回の診療を待たずに、すぐに医療機関や薬局に電話をしてください。どんなに予約が取りにくい病院でも、遠慮はいりません。

なぜ薬の種類が増えてしまうのか？

最もオーソドックスなのは、**多くの医療機関に患者さんがかかっていることで、処方薬が増えてしまうパターンです**。その時は、145ページの図にあるように、それぞれの病気を患った時に、異なる医療機関から薬をもらうケースが多いと思いますが、場合によっては、**異なる病気で同種の薬を他の医療機関から処方されるケースも出てきますから、必要以上の量が出てしまうこともあります**。

もう一つ多いのは、患者さんが薬を飲んでいないのにもかかわらず、飲んだふりされる方への処方です。医師は、患者さんの言う通り「飲んでいる前提」で考えますので、薬を飲んでいるのに、効かないケースの対策をします。ですから基本方針は、薬を増量したり、複数の種類の薬を増やすなど、治療を強化にしようとします。

薬の種類を減らす具体策

いくつか患者さんとしても防ぐ方法があります。

対策1：患者さんからのお話を聞く情報に、医師や薬剤師は依存しています。薬や病気関係の話だけでなく寝られているのかな？食事は食べられているのかな？便通の状態はどうなのかな？　など患者さんからお話を聞くこと状態の絞り込みを行います。この原理を応用すると、薬を減らすことができる確率が上がります。**ポイントは、「状態がよくなっていることがあるなら積極的にPRする」**ことです。状態がよくなっていれば、薬を減らすことに繋がりますが、患者さんから何も言われないと、医師や薬剤師は変化ないのだなーと思ってしまうものです。

対策2：**複数の医療機関にかかっているときは、薬局をうまく活用しましょう。**薬の相互作用のところにも書いた原理と同じで、かかりつけ薬局を持つと重複などは軽

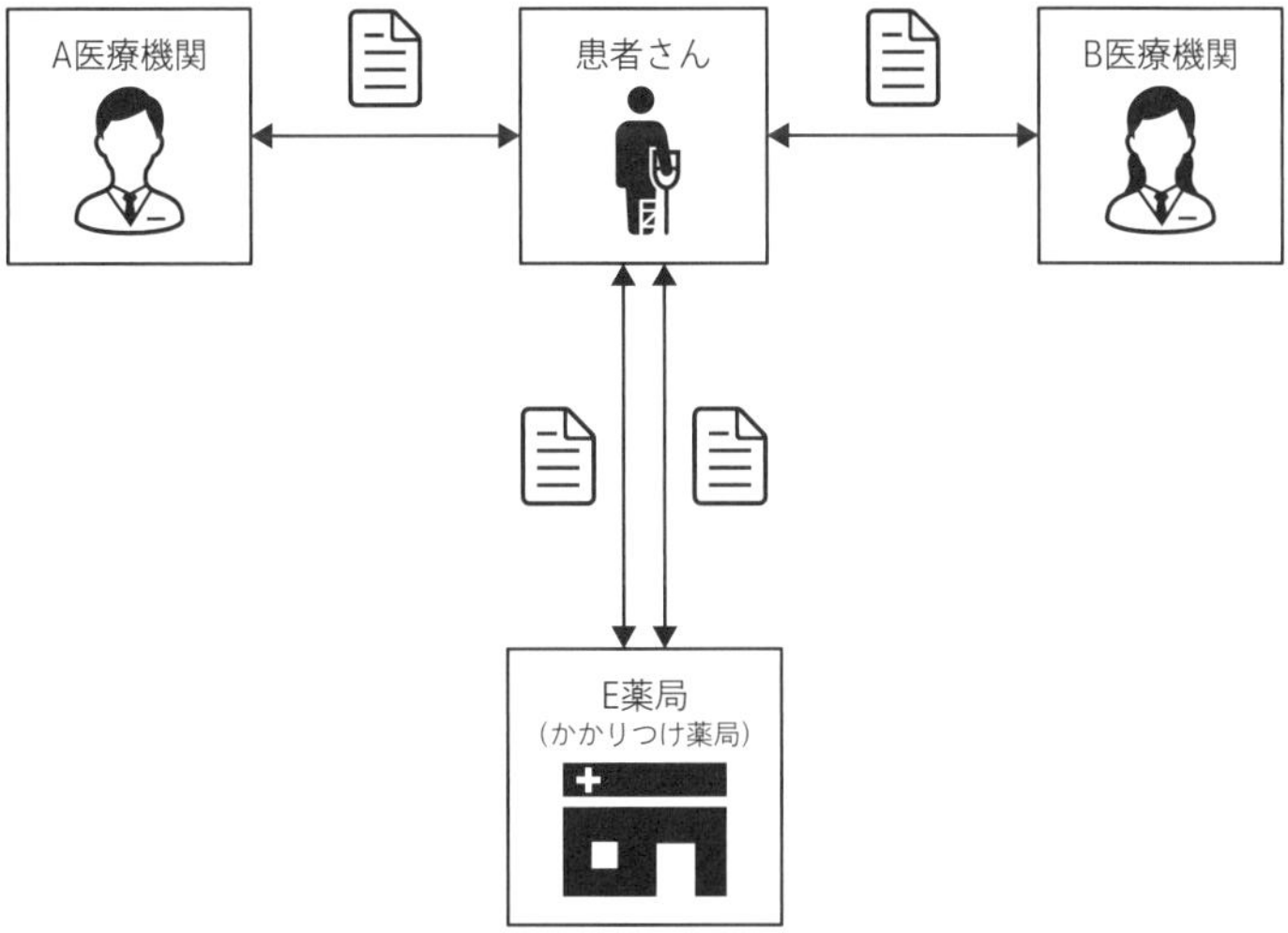

減していきます。

　このようにすれば、薬局で患者さんの薬の情報が一元管理されるため、重複の確認や飲まなくて良い薬はチェックされやすくなります。

　6種類以上の薬を飲む高齢者では副作用が出やすいというデータを紹介しました。対策も書きましたが、絶対に自己判断で薬を減らすことはしないでください。元々は、治療に必要であるから処方された薬達です。医師や薬剤師と話し合いながら、減らせる薬があるか相談をしてみてください。その時には、自分の情報をできるだけ伝え、忘れがちになりますが、良くなっていることもお忘れなくお伝えください。

薬は用法と用量を守るのが大原則

自分の自然治癒力を生かしながら、服用する薬の最大限の効果を発揮するためにすることはただ一つです。

それは、用法用量を守ることです。薬には飲む回数や時間、量が決まっています。

薬の本来の効き目や副作用は、血液中に薬の有効成分がどの程度含まれているか（血中濃度と言います）よって、左右されます。

すでに前述したように、薬は小腸で吸収されて、全身の血液に乗りながら、患部へと移動していきます。

このため基本的には、薬の効果は、その薬の血中濃度が高まれば作用が強くあらわれ、血中濃度が低くなれば作用は弱くなります。

【薬の血中濃度】

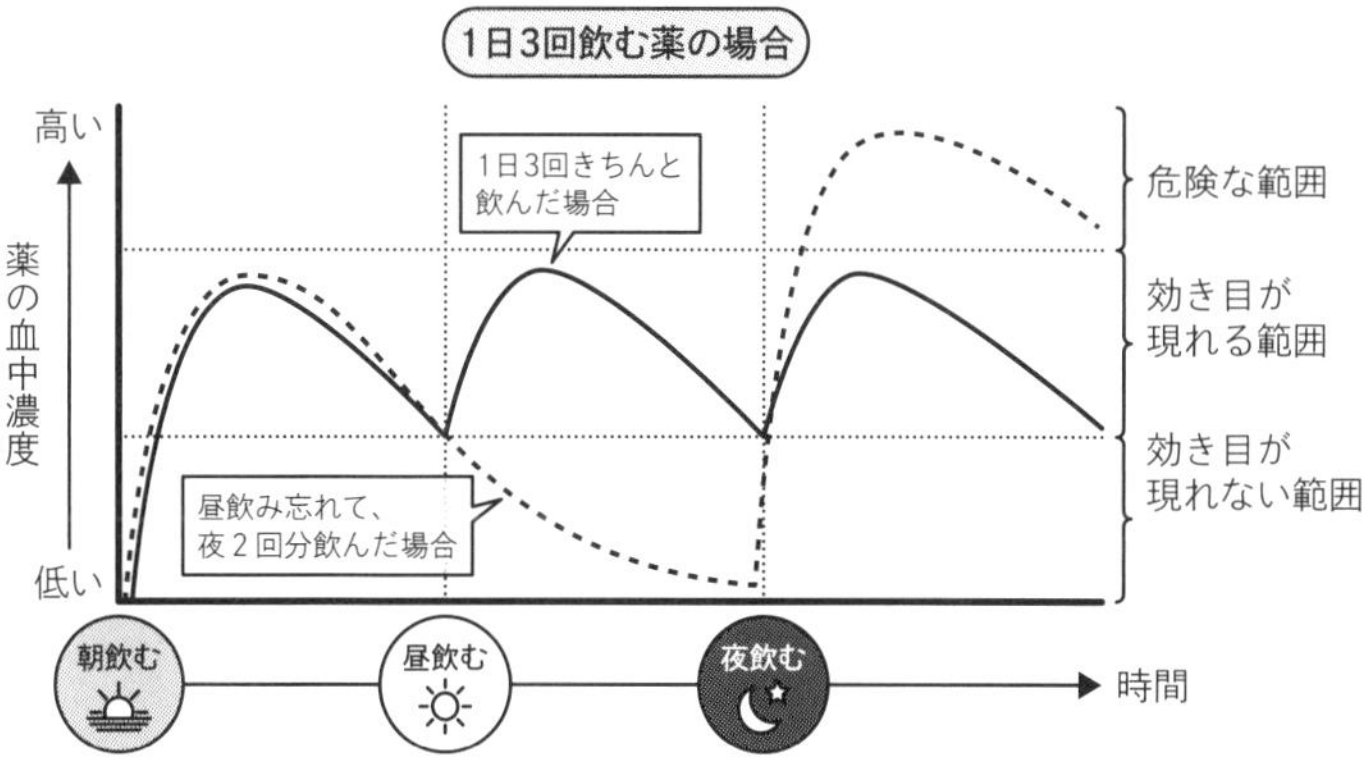

飲み忘れたからといって2回分飲むのはダメ

処方箋薬、市販される医薬品（ＯＴＣ）は、最大限効果が発揮する血中濃度や副作用が起こる血中濃度が調査された上で、飲む回数や時間の間隔（用法）、飲む量（用量）が決められます。基本的には、決められた用法・用量が、薬の有効性を最も高め、副作用をできるだけ減らすように設計されています。

図を見てもらえばわかるように、薬の血中濃度が高いレベルから「危険な範囲」「効き目があらわれる範囲」「効き目があらわれない範囲」があります。正しく飲むと、「効き目が出る範囲」に設定されているのが、用法用量です。

薬の回し飲みがなぜ危険なのか？

私たちがやりがちで危険な薬の服用の仕方があります。

その1は、仮に飲み忘れても2回分まとめて飲むことです。一気に「危険な範囲」に移行してしまう可能性があるため、止めてください。図の危険な範囲に入ってしまいます。

その2は、余った薬を家族内などで使いまわすパターン。よくあるのはお孫さんが複数いる場合です。体重が15キログラムのA君が使った余った薬を体重が10キログラムのB君に上げようとするというケースです。

人間は、体重により薬の分解量が大きく変わります。

例えば、抗がん剤から、風邪薬の症状まで薬の用量を決める時に、**実は体重がとても大切な情報になります。**

15キログラムから10キログラムと体重が2／3に減ってしまうと、用量の2／3になると比例するような単純な話の場合もありますし、そうでない場合もあります。

つまり、問題なく、薬に効果を発揮してもらうためには、医師や薬剤師が計算した薬の量を間違えずに飲むことがポイントになります。したがって、薬は一人一人の症状に合わせて使うため、家族内の薬を使いまわすのは、危険ですからやらないでください。

食間とはいつのことを指すのか？

医師からこのお薬は「食間」に飲んでください、という指示を受けて、あなたのその薬をいつ飲もうとするでしょうか？　食間だから食事と食事の合間に飲もうとする人もいます。

残念ながら、これは間違いです。**食間とは「食事中に飲む」ではなく、「食事と食事の間に飲む」となります。食後、2時間後ぐらいが目安です。**

食間に飲む薬は胃粘膜の保護や、食べ物の影響で効果が薄まってしまうのを防ぐ場合に使われる飲み方であり、「食事中に飲む」と間違えられてしまうと、処方意図と

は真逆になってしまいますので、要注意です。

アプリケーションで薬の飲み忘れを防ぐには？

飲む薬が多い場合には、ある薬は朝だけ飲み、ある薬は1日3回飲むといったことなどの服薬指導がある場合、その時に起こるのが、薬の飲み忘れです。

これを防ぐためには、家族の協力を得て確認してもらうのが最も効果的な方法ですが、簡単に自分1人で管理するときは、携帯でチェックできるアラームは、無料でできますし、お勧めです。

一度、毎日なるようにアラームを設定もできます。ご自身で難しい場合は、お子さんやお孫さんは相談すれば簡単に設定してくれると思いますので、頼ってみると良いと思います。

切り口は変わりますが、薬が多くてどの薬を飲んだか管理するのが煩雑になるのを避けたいときは、飲むタイミングに合わせて1包化（袋詰め）を薬局に相談する方法もあります。なお、1包化は保険が1割の方は、1週間は目安として約40円となります。２割の方は、その２倍の金額になっております。

薬はしっかり飲もうとしていても、飲み忘れが出てしまう患者さんが多くいらっしゃります。**飲み忘れた時に、すぐ飲んだほうが良いのか、一回スキップして次回から飲んだほうがいいのか薬によって違ったりします。食前に飲むように指示された薬の中にも、食後で良い薬もありますし、食前でなければいけない薬もあります。薬をもらうときに、薬剤師に確認しておきましょう。**なんで飲み忘れたんだ！　みたいに怒られることはありませんので安心してください。

市販薬だけで病の症状は治まるのか？

病に罹患したときに薬局で販売している市販薬で済まそうという人もいるでしょう。ただし、市販薬は医師が処方する処方薬よりも効果が薄いので、

「命にかかわる病気、重症化する病気が症状に隠れているのか、否か」

を見極めることが大切です。

市販薬だけでは治せない重い病気が隠れているのに、市販薬の服用で済まそうとしないことが必要です。

極端な例ですが、くも膜下出血（致死率30％程度あります）の頭痛があるとします。主な症状は、後頭部をバットでガツンと殴られたような頭痛が半数程度の患者さんで見られますが、そんな患者さんが、頭痛対策の市販薬で様子見は、命を失う危険性がありますから絶対にしてはいけません。

直ちに、救急搬送を依頼し、検査を受けたほうが良いでしょう。検査には時間がかかりますが、命に係る事態なので、躊躇なく医療機関で検査を受けてください。

薬別に医療機関を受診すべきか見極める

市販薬を選ぶときの話は、薬剤師や登録販売者へ質問をしながら自分は市販薬で大丈夫なのか相談すれば良いと思います。

本書では、よく使われている市販薬の3種類について「解熱鎮痛薬」「アレルギー性鼻炎の薬」「咳とその周辺症状の薬」について、自分の症状から市販薬を購入せずに医療機関に行ったほうが良い場合と、市販薬で様子を見る場合をまとめます。

解熱鎮痛薬

この薬は、発熱症状と痛み症状を緩和してくれる薬です。**特に、「腰痛・背部痛」や「頭痛」があるときに使われる薬ですが、解熱鎮痛薬としてのイメージが強すぎるためかご理解いただけない方もいます。かなり多くの場面で利用できる薬です。**

次のような症状があるときは、すぐに医療機関で診断を受けてください。

「痛み」の場合

- 電気が走る・灼ける様に痛む

●脚やお尻に「痺れ」がある
●発熱・体重減少を伴っている
●安静にしていても痛む
●2週間以上、続いている
●痛みで「冷や汗」が出る
●安静にしても痛む
●痛む部位を押しても、痛みが強まらない

「頭痛」の場合

●首に痛みや硬直(固くなる部分)がある
●痛みが一瞬でピークに達した痛み(くも膜下出血で疑われる症状)
●痛み止めを月15日以上使っている
●視野に異常がある
●片頭痛の症状が重い
●最近、頭をぶつけた経験がある

アレルギー性鼻炎（花粉症含む）の治療薬編

この薬は、くしゃみ・鼻水、鼻詰まりを改善してくれる薬になります。処方箋薬として出ている薬の大部分を市販薬で使用することができるため、**軽度のアレルギー性鼻炎であれば、市販薬で十分に対応することができます。**特に、「混雑した医療機関の待ち時間が億劫《おっくう》、しんどい人」「仕事や家事などで忙しく、病院を受診している時間がない人」「毎年、同じ薬の治療で安定しているので、医師に再度相談がいらない人」には、市販薬をおすすめです。

注意点としては、命が関わる病気はそこまで隠れていませんが、このグループの薬は眠気の副作用が強い薬がありますので、薬局やドラッグストアの薬剤師や登録販売者に相談しましょう。

なお、次のような症状のあるときは、直ちに医療機関を受診してください。

●喘息や蕁麻疹など、他のアレルギーの病気がある
●鼻詰まりに頭痛を伴っている、または薬を飲んでも鼻詰まりが治らない
●点鼻薬を頻繁に使っている
●毎年、花粉症がひどい
●2歳未満の乳幼児のアレルギー症状

咳とそれに伴う症状

咳・痰・息苦しさを改善させたいというときにも市販薬を活用するシーンがあると思います。痰を切る薬は安全に使えるものが多いので、痰が絡むときは、市販薬を購入するといいでしょう。

逆に頻度は少ないですが、致命的になりうる症状もあります。まず、第一に肺炎や肺結核などの感染症が隠れていないかの確認は大切です。感染症と断定できる症状や状態についてピンポイントで絞り込むことは難しいのですが、一つ挙げるのであれば**「鼻症状のない継続する咳」は注意が必要です。**

第二に喘息の悪化は、窒息死を起こす可能性があります。しかも、喘息患者さんに咳止めの一部は使ってはいけないものもあります。喘息の症状である呼吸症状「ゼーゼー」「ヒューヒュー」と音がする場合や、呼吸困難がある時は注意です。

次のような症状がある場合には、市販薬で済ませずに、医療機関を受けましょう。

- ゼーゼー、ヒューヒューと呼吸時に音が鳴る場合や呼吸困難がある
- 咳で胸が痛む、血痰が出る、体重が減っている
- ゾクゾクする寒気が続き、ふるえがある
- 鼻水、喉の痛みがなく、発熱がある咳
- 咳が出る前、海外にいた
- 咳が3週間以上続き、だんだん悪化している
- 高齢者で咳とそれに伴う症状がある

市販薬で済ます場合と医療機関に行く場合の考え方は、命にかかわる病気の可能性

があるかどうかころにあります。これを症状だけから見極めるのは難しく、原因を明確にすることが先決です。

身近な症状の中でも「痛み」「頭痛」「咳」については特に、頻度は少ないですが、重い病気が隠れていますので、軽く見てはいけませんのでご注意下さい。。

生活習慣病は減薬できる

食事や運動、休養、喫煙、飲酒などの「生活習慣」が深く関係する病気を生活習慣病といいます。この病気の原因が生活習慣によるものと決まっているわけではありませんが、生活習慣が原因でさまざまな病気が発生しています。

代表的な生活習慣病は次のとおりです。

食習慣

2型糖尿病、肥満、脂質異常症（遺伝性ものを除く）、高尿酸血症、循環器病（生まれつきのものを除く）、大腸がん（遺伝性を除く）、歯周病

運動習慣

2型糖尿病、肥満、脂質異常症（生まれつきのものを除く）、高血圧症、大腸がん

喫煙

食道がん、肺がん（全てではない）、循環器病（生まれつきのものを除く）、COPD（慢性気管支炎、肺気腫）、歯周病

飲酒

アルコール性肝障害、食道がん、大腸がん、乳がん。

一つの病気がいろいろな生活習慣にかかわることも多く、一つの習慣で区切れないこともあります。

生活習慣病は、他の病気を引き起こしてしまうことがあります。例えば2型糖尿病の場合、血糖値が高い状態が慢性的に続くことによって、体の調子を整える免疫細胞の働きが弱くなってしまうことが明らかになっています。その結果、糖尿病の患者さんが感染症にかかるリスクは糖尿病でない人に比べて約1・2倍になることがわかっています。

がんと生活習慣病

がんとは、正常な細胞の遺伝子が傷つくことによって生まれた異常な細胞が無秩序に増え続けて発生する病気です。がんは悪性腫瘍とも呼ばれます。腫瘍とは細胞をあらわし、それが悪性であること、すなわち転移するものを呼びます。

がんは抗がん剤などを使いながら、がん細胞を消滅させる必要があります。再発を防止するために、薬を減らすことはできません。しかし、前述したように、がんは生活習慣病と密接な関係があります。生活習慣を改善することで、がんに罹患するリスクを大きく減らすことができます。

①食生活とがん

食生活で、確実にがんのリスクを減らす食品は少ないですが「食物繊維」は、全がん死亡率、中でも大腸がん、膵臓がん、乳がんなど発症率に強い関連も報告されています。他にも、**リスクを減らす可能性が高いものとして、非でんぷん野菜、にんにく、果物、カルシウム、コーヒーなどがあります。**食生活を考える上で大切なことは、継続が重要ですから生活に組み込めるようにしてみましょう。ただし、どの食品にしても食べ過ぎ、摂り過ぎは身体のバランスを崩してしまいますので、バランスよく摂取することを心がけましょう。

②喫煙とがん

喫煙とがんの研究は多く行われており、いろいろな結果がわかっています。厚生労働省が2016年に発表した「喫煙と健康　喫煙の健康影響に関する検討会報告書」では、「喫煙している本人がなりやすい」がんとして、肺がん、口腔・咽頭がん、食道がん、胃がん、肝臓がん、膵臓がん、子宮頸がんなどが挙げられています。

肺がんだけが、喫煙はリスクと思っている方が多いと思いますが、ふたを開けてみると、多種多様な「がん」のリスクになっているのです。なお、タバコとの関係性が有名な肺がんは、受動喫煙であってもリスクが上がることがわかっています。

タバコはストレスを和らげることから、胃がんの予防になると信じている方がいます。しかし、喫煙が胃がんのリスクになりますので、喫煙が胃がん予防になるという都市伝説に騙《だま》されないでください。

肺がんだけでなく、さまざまながんの原因になる喫煙をやめることが大切です。ちなみに、**日本は禁煙治療が保険適用で受けられますので、自分で禁煙が難しい方は病院を頼ってみてください。**

病気のデパート糖尿病

糖尿病が長く続くと、全身の血管（太い血管、細い血管両方）が、糖によって傷ついてしまいます。その傷ついた血管の細胞表面もなかなか修復が進みにくくなります。このため、血管がボロボロで脆《もろ》い状態になってしまうのです。

全身の一部である心臓に走っている血管も脆くなるので、心臓に栄養を送る血管が詰まりやすくなり、狭心症となります。完全に血管が詰まると心筋梗塞になります。

このように糖尿病は全身を通る循環器に大きなダメージを与えるため、さまざまな病気を引き起こす病気のデパートと呼ばれています。自覚症状がなく、静かに進行する病で、具体的な自覚症状が出てきた後では手遅れになることも少なくありません。治療は糖尿病の薬を服用しながら、普段の生活習慣の改善を目指していくことになりますが、生活習慣の改善が大きく進めば、糖尿病の薬を減らすことも可能です。

食生活を改善すれば血糖値が改善され、糖尿病、循環器病の薬を減らせるようになります。なお、状態が良くない時に食習慣などを変えると、悪化する恐れもありますので、医師の指示を優先した上で内容を参考にしてください。

間食と血糖値

間食をすると、血糖値が下がりきらないうちに、次の食事がやってきます。食事を摂れば、血糖値は上がりますから、間食をしない人と差はどんどん開いてしまいます。血糖値が下がりきった後で、間食を食べると思っている方が多いと思いますが、実態は図のように主食で上がった血糖値に上乗せさせる形になります。

ですから、まずは「間食を変える」ことから始めてみましょう。たとえば、無糖の飲み物（お湯、お茶、炭酸水など）で代替えする。血糖を上げないおやつを食べるなどから始めて完璧を求め過ぎないように、継続させていきましょう。

血糖値とアルコールの関係

アルコールは1日25グラム（25ミリリットル）までが適正です。アルコールは肝臓で分解されますが、多くの肝機能をアルコール分解に使用しますので、たくさんの飲酒は、血糖コントロール不良を起こします。つまり、大量の飲酒は血糖値を上げることにつながってしまいます。

ですので、適正量に止めることを目標にしたいものです。

【間食と血糖値の関係】

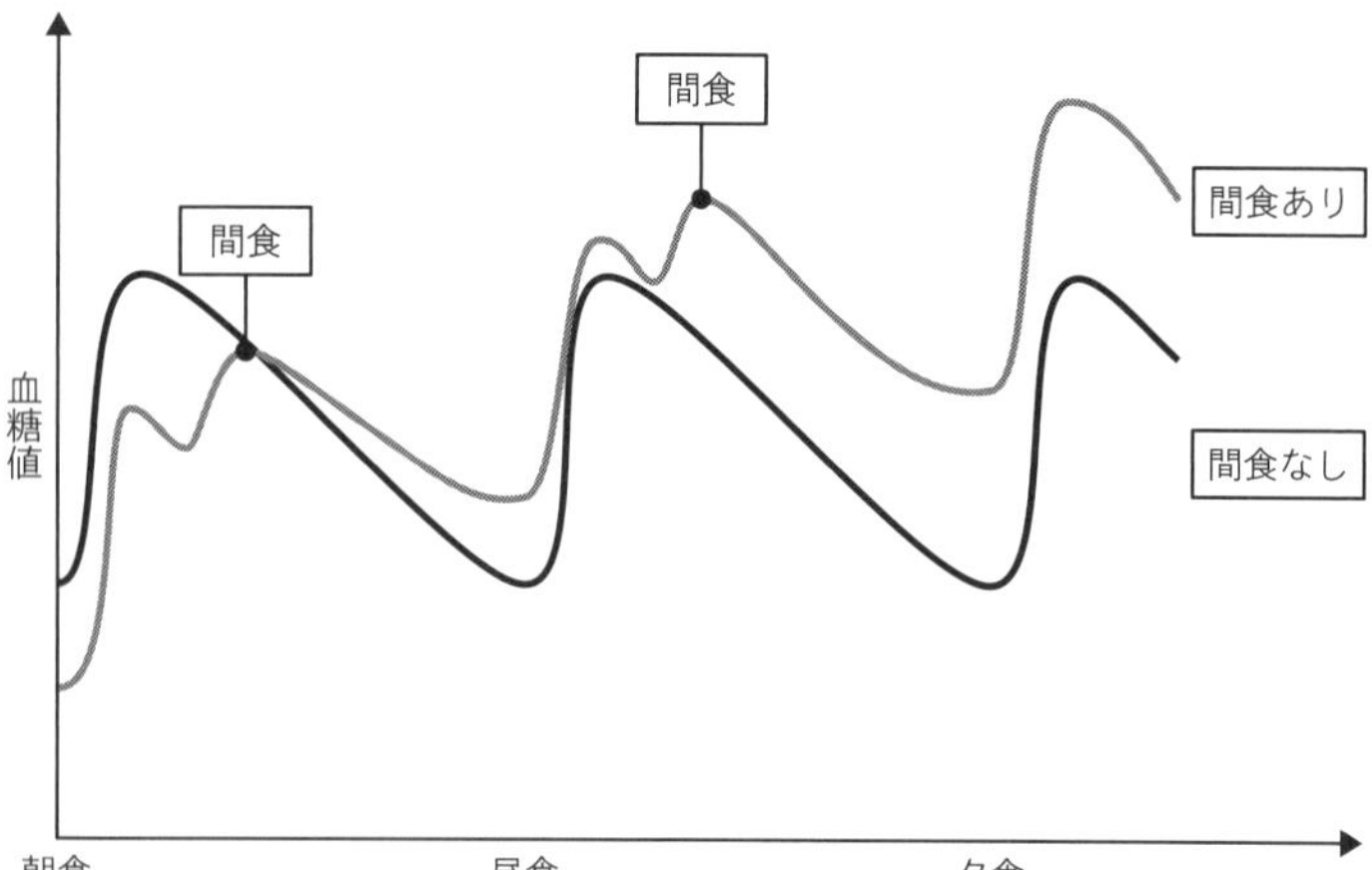

運動習慣がなぜ血糖を下げるか

糖は、体の細胞が働くためのエネルギー源です。糖尿病になると糖を細胞に取り込むための膵臓で分泌されるホルモン、インスリンがうまく働かなくなることで、起こる病気です。

インスリンがうまく働かないと、細胞が糖を取り込むゲートが開かないような状況になります。

このインスリンがうまく働かない理由は2つあります。一つは膵臓の機能が低下することによって、十分なインスリンが足りずに細胞が糖を取り込めない状態です。このことを「**インスリン分泌低下**」といいます。

一方で、インスリンは十分に分泌されているけれども、インスリンの効きが悪い状態があります。これを「**インスリン抵抗性**」といいます。2型糖尿病の人のほとんどは、インスリン抵抗性の症状が出ているとされています。

【血糖値を適正に保つ適正飲酒量】

	適正飲酒量(mℓ)	アルコール量(mℓ)もしくは(g)
ビール	500mℓ	飲酒量×0.05
焼酎	100mℓ	飲酒量×0.25
ウイスキー	62mℓ(ダブル1杯)	飲酒量×0.4
ワイン	178mℓ(1〜1.5杯)	飲酒量×0.14
日本酒	166mℓ(約1合)	飲酒量×0.15

これら2つの問題が影響して糖尿病が悪化します。糖尿病ではインスリンの分泌を促す投薬をして状況を改善したりしますが、インスリン抵抗性については、症状を改善する薬はありますが、インスリンの働きを正常に戻す特効薬は今のところ存在していません。

ところが、筋肉を鍛えればインスリンが効かなくても、筋細胞がゲートを開けて、直接、血液中の糖を積極的に摂取しようとするので、血糖値の改善が図られることになります。つまり、運動をすることで、血糖値が改善され、血糖値を下げる糖尿病の薬の量を減らせる可能性があるのです。

いろいろな運動がありますが、すぐに始められるのはウォーキングでしょう。足の筋肉は体全体の筋肉の6～7割を占めているとされているので、血糖値改善にはウォーキングがオススメです。

まずは、何歩歩くと、どんな効果があるのか確認してみてください。

理想は毎日1万歩ですが、難しい場合は、30分（毎日）歩くことから始めましょう。やはり運動習慣のコツも、日頃の生活の中に組み込むことです。ちなみに、「10分の歩行＝約1000歩」ですから、まとまった時間でなくても細切れ時間をつなぎ合わせても良いでしょう。

ところで皆さんは、歩数計を持っていますか？

なんと不思議なことに持っている方は、**毎日2000歩を増えるというデータがあります**。値段も高いものではありませんから、まず購入して、運動へのコミットを固めるのも一つでしょう。購入したくないとか、無くしてしまうという人は、スマート

【高い血糖値を改善するためには歩くこと】

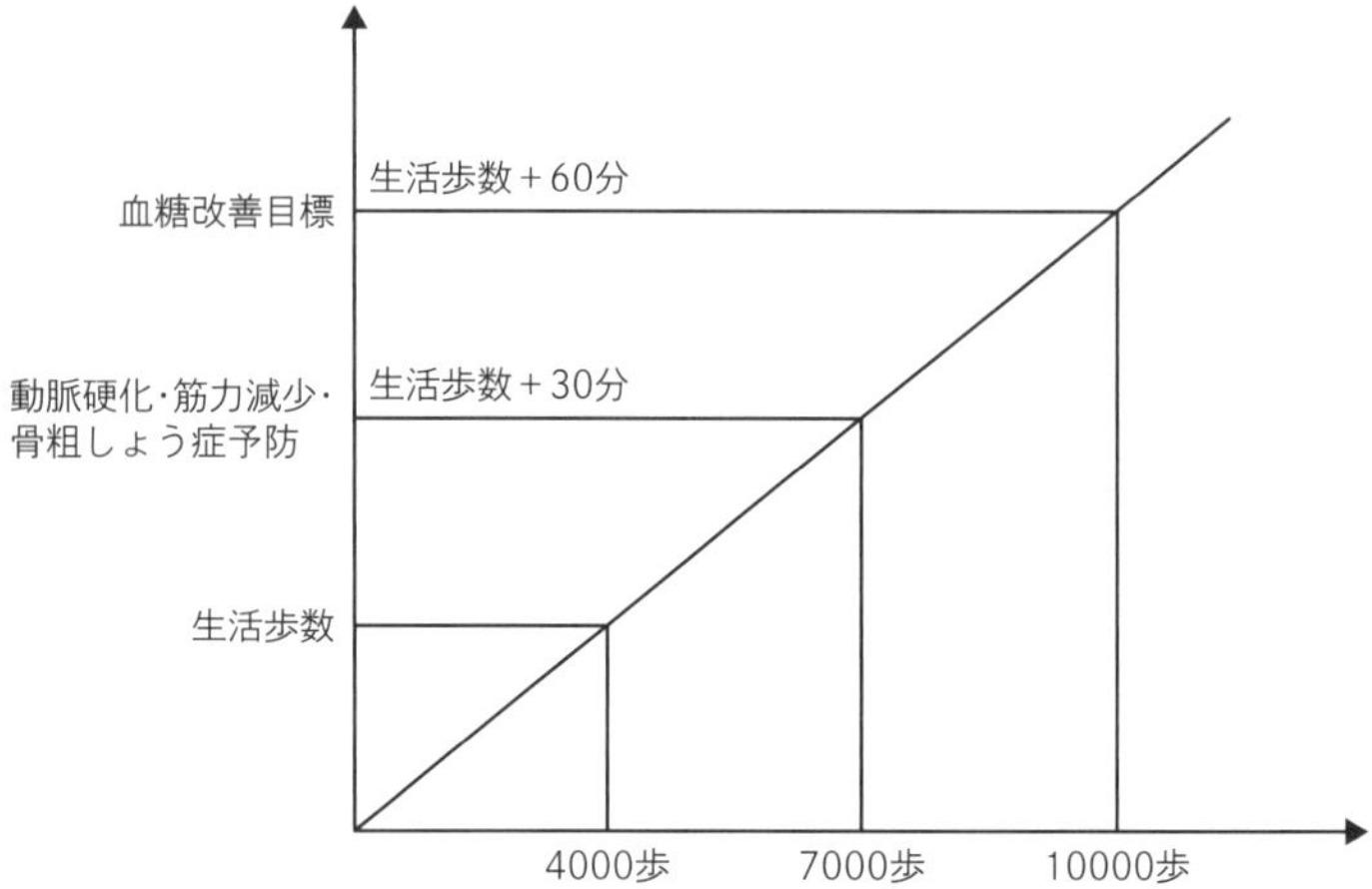

フォンのアプリケーションに歩数計があるので、活用してみましょう。課金されるものもありますが、多くの場合、歩数を計るだけなら無料です。

なお、今回は歩くことに焦点を当てましたが、違う運動でももちろんOKです。

運動習慣も、継続するためには、完璧を求め過ぎないことです。今日30分歩こうと思っていたが時間がない時、時間がないから10分だけにしようとするほうが習慣継続化しやすいです。

「血糖コントロールが大切」「運動が大切」と思い続けることが、継続への近道です。**生活する毎日は、いろいろなイベントがありますから、例外の日があることが普通です。うまくいかない時は自分を許容し、長期的な続けようと考えながら行うのがオススメです。**

運動を習慣化することによって、糖尿病の薬を減らすことにもつながるので、少しでも良いので、日常生活に運動を取り入れてみてください。

タバコと糖尿病

タバコと循環器病、糖尿病については、非常に密接な関係があります。喫煙をすると、交感神経が刺激されます。交感神経が刺激されるということは、覚醒が促されて、活動をするために血糖が上がります。**一方で体内のインスリンが効きにくい状態になるので、糖尿病になりやすくなると言われています。**

2004年の喫煙状況別に見た糖尿病の発症リスクで、25個コホート研究のメタ分析[※1]では、非喫煙者に比べて喫煙者は2型糖尿病に1・4倍かかりやすくなるという結果が明らかにされています。さらに、喫煙をすることで、心筋梗塞や脳卒中のリスクが高まります。このように、喫煙は2型糖尿病や心血管系の疾患にかかるリスクを高めることにつながる可能性が高いのです。

しかし、禁煙することで、それらのリスクは大幅に減らすことができます。よく禁煙すると食事が美味しくなって、体重が増加するという話がありますが、実は体重が増加して血糖値が上がっても、健康ということを考えれば、禁煙の効果は非常に高く、体重が増加しても、心筋梗塞や脳卒中のリスクが半減することがわかっています。このように禁煙の健康への効果は計り知れません。

生活習慣病は、習慣を変えることで、発症・再発を減らしたり、薬を減らしたりすることができます。ただ、習慣を変えることは簡単なことではありませんから、ご家族や周囲の人の力を借りながら、できるところを変えていきましょう。

そして、大切なことは「無理せず継続」です。

※1　Willi C, et al. Active smoking and the risk of type 2 diabetes: a systematic review and meta-analysis. JAMA. 2007; 298: 2654-2664.

勝手に薬の飲む量を調整すると病が長引くことも

患者さんの中には、「前回は、自覚症状が落ち着いたので、しばらく薬を飲むのを中断し様子を見てみよう」とか「症状が落ち着いてきたので、医療機関に行く予定の優先順位を下げた」と考えている人がいます。

厚生労働省が発表した2014年の「受療行動調査」によると、自覚症状があるか、それともないかで行動が変わることがわかっています。**自覚症状がある人が自覚してから24時間以内に医療機関を受診した人は自覚症状がない人の約2・67倍の差があることがわかっています。**

自覚症状がないときは「まず様子を見てみよう」や「医療機関・薬局などへ連絡す

る優先順位を下げる」などから、受診するまでに時間がかかっており、緊急度が下がっています。私たちは機械ではなく人間ですから、予想通りの結果とも言えなくもありません。私もこの調査の数値通りの代表例かもしれません。**でも、「自覚症状の有無」≠「病気の有無」です。**

自覚症状なしでも、病気が進行して悪化しているケースはたくさんあります。

例えば、日本人の中の4000万人の「高血圧」の患者や2000万人の「糖尿病や糖尿病予備軍」は、軽症時には、ほぼ自覚症状はありません。

このような生活習慣病で一番怖いのは、自覚症状がないから、正しい診断と適切な処方によって、服薬を指導された薬を調子が良いからといって、飲まずに途中で放置してしまうことです。薬は必要ないと勝手に判断して、当然、医療機関にもいかなくなれば、血管の状態を調べる検査自体も疎かになります。

高い血圧と高い血糖値が慢性的に続けば、少しずつ血管の中が蝕まれてしまいます。

ある一定の期間を経て、血管が本当にボロボロになったときに、脳梗塞や心筋梗塞などの大病を突然発症させてしまうことです。

自覚症状がないと人間ですから、ついつい油断してしまいますが、例えば、血圧計や血糖測定器などを自宅に買って置ける検査機器もあります。血圧や血糖値を毎日日記のようにノート（お持ちでない方は、薬局にいえば、無料でもらえます。）に書いてメモをすれば、**当事者意識は大きく上がり、自覚症状が無くても薬を飲もうとする気力になるのではないでしょうか。**検査値のメモは、医師や薬剤師に見せれば、自宅の状況がわかり、治療の精度も高まり一石二鳥ですから是非試してみてください。

「自覚症状の有無」≠「病気の有無」。自覚症状がないときでも、薬服用をやめないモチベーションを作っていきましょう。

健康には「食事」「睡眠」「運動」がなぜ大切？

健康的で自己治癒力の高い状態を目指すためには、「食事」「睡眠」「運動」が大切です。**これは、「勉強や研修」と「成績」の関係に似ていると思います。**

私は、10年以上予備校講師をしてきましたが、成績が良い人が一番大切にされているのは習ったことを習慣化し、「継続する仕組み」を作り上げている人でした。しくみ化することで、習った内容を生活時間の中で繰り返し、知識を頭に入れ、良い成績に結びつけるのです。**方向性が正しいことは一番大切ですが、同じくらい時間をかけて訓練することで習熟していくのであると思います。**

健康を維持する話を戻しますと、食事、睡眠、運動は日常的に行うことであり、1日10時間程度の時間を注ぎ込む生活の中心となる活動です。ですから、食事、睡眠、運動を制することが健康で最も大切なのです。

自己治癒力を高める「食事」

自己治癒力を高める基本は食事です。しかし、いきなり完璧な食生活を目指して取り組んでも、無理をすれば続きませんから、方向性を知る目的で読んでください。

次のページの図は健康的な食生活を実現するために厚生労働省と農林水産省が共同で生活習慣病の予防を目的とした日本の食生活指針です。表は食事バランスガイドいわれ「何を」「どれだけ」食べたらよいのか、おおよその量を主食、副菜など「単位」で表現しています。

まずは、食事です。本来は、毎食一汁三菜が良いとは思いますが、生活をしていると毎食のコントロールまで厳密に行うのは難しい方もいらっしゃると思います。

【食事バランスガイド】

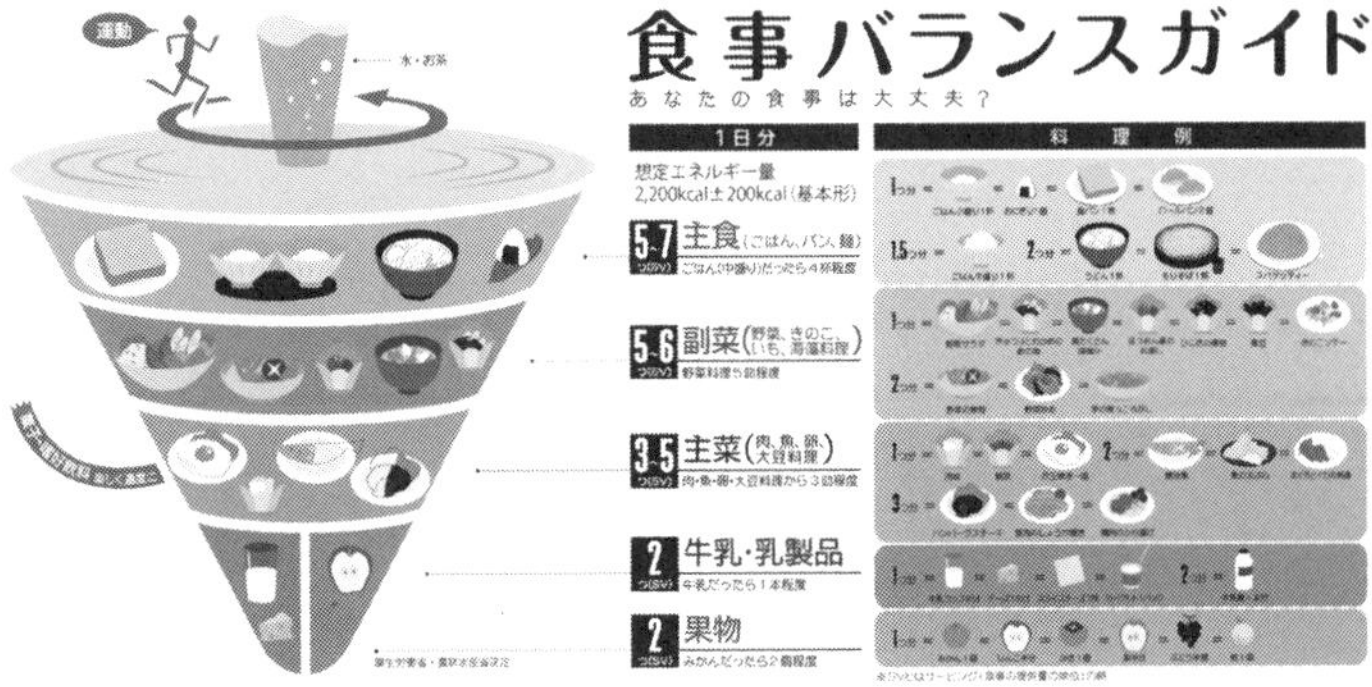

食事は、主食（ごはん、パン、麺類）、副菜（野菜、きのこ、いも、海藻料理）、主菜（肉、魚、卵、大豆料理）、牛乳、乳製品、果物の5種類をバランスよく摂取することが良いでしょう。

1日分は、年齢や性別に合わせて、バランスを変えていきます。70歳以上の男性、12歳から69歳の女性であれば、1日の総エネルギーは2200〜2400カロリー。主食は5〜7単位、副菜は5〜6単位、主菜は3〜5単位、牛乳、乳製品は2単位、果物も2単位になります。

主食で考えると、5〜7単位になるよう

にします。

例えば主食を全ておにぎりで考えると、おにぎりの単位は1ですから、5個～7個分相当をとればよいとなります。先ほども書きましたが、1日量で食べる量を調整する気持ちで、朝食でおにぎり2個で食べたのであれば、昼食・夕食で3個～5個を食べるようにしていきます。このような食事ができれば栄養的にバランスがとれた食事、つまり身体を動かすエネルギーや調子を整えたりする理想の食事となります。また、味付けは薄い方が良いといわれますが、脳は味付けになれていくと考えられています。強い味付けになれると、強い味付けでないと物足りなくなることがわかっています。注意を要する代表例は人工甘味料です。理論的には吸収されないため糖分の摂取を減らすことができますが、甘さの記憶は頭に残ります。**人工甘味料を多く摂っている方は、天然の糖分で味付けされたものも、濃い味を求めることになってしまいますので、結果的に砂糖摂取量が増えてしまいます。**人工甘味料は、1日1回に抑えるのが良いとされる目安です。

次に、1日3回に分けて食事を摂ることも大切です。朝食を欠くと基礎体温が0・5度ぐらい下がることも報告されています。基礎体温が0・5度下がると基礎代謝が

5%程度低下するため、肥満体質になってしまいます。ちなみに、3食の食事量はお腹7分目（もう少し食べたいな）の量が理想で、睡眠前3時間は食べないのが良いです。

なお、書いたことは一般論であり、病気などをお持ちで、食事療法をされている方は、医師や管理栄養士の指導を優先してください。

自己治癒力を高める「睡眠」

睡眠時間と死亡率の相関性、睡眠時間と重い病気の相関性は数々の研究によって証明されています。

睡眠時間が短いと、女性は虚血性心疾患（心筋梗塞、狭心症など）になる可能性や、男女問わず死亡率が上がります。睡眠時間を削って生活をすることは、危険性が高いことがわかります。忙しい方もいらっしゃると思いますが、寝る時間の確保は優先すべき事項であることがわかります。対策としては、寝る時間を確保しましょうとしか言えませんが、逆に、**睡眠時間が長くなると、男女問わず脳卒中になりやすく、死亡率も上がります。**寝過ぎるということは、疲労回復効果が出て一見良さそうに見えますが、毎日の平均睡眠時間が長くなるということは、睡眠の質に問題がある可能性があると考えられます。

よくある例では、いびきをかく人は、一時的に呼吸が止まる場合や、睡眠が浅くなることが多いことがわかっています。習慣的にいびきをかく場合は、睡眠時無呼吸症候群を患っている可能性もあり、睡眠中に身体が低酸素状態に陥るので、睡眠障害になってしまいます。気になる人は一度医療機関で検査を受けましょう。

良質な睡眠を取るためには、環境を整えることがとても大事です。例えば、寝つきを良くするためには、入浴は就寝前の2〜3時間前にする、暖色系の蛍光灯にするなどの工夫が必要です。

よく寝つきが悪いからお酒を寝る前に飲まれる方がいらっしゃいますが、睡眠の質が下がるのでご注意くださいね。アルコールを飲まなければ寝れない、夜中に目が覚めてしまうなど不眠症の症状をお持ちの方は、自分で頑張るだけでなく専門家を頼るようにしましょう。

自己治癒力を高めるための「運動」

運動を多くしている人は、死亡率低下、生活習慣病全般にかかりにくいなどがわかっています。とくに、生活習慣病の予防では、10分程度歩く行動を数回行うだけでも、健康維持の効果が期待できます。運動とは、スポーツだけでなく、家事や庭仕事、通勤のための歩行なども含まれます。生活の中で運動できる状態を作ってみる意識を考えてみてください。

薬は、食事・睡眠・運動の習慣を整えても身体の調整が効かない時に使うものです。やはり、効果の強いことが多いですから状態改善に向かうことが多いでしょう。もちろん薬が必要な時には使うことは大切ですが、食事・睡眠・運動の習慣調整には勝るものはないでしょう。**習慣を変えることは大変だと思いますが、自分の身体は替えが**

効かないわけですから、大切に労わっていきましょう。

健康であり続けるための食事・睡眠・運動の目安を書いておきます。

食事→バランスの取れた食事
睡眠→7時間睡眠と快眠を意識
運動→7000歩～1万歩相当の運動

そして、無理をせずに、継続ができるプランを作ることが大切です。

病気になると新たな視点が生まれる

病気になると抱える悩みが出てきます。人間は痛みを感じないと気が付けないことがたくさんあります。その痛みは時として、ギフトになることもあります。病気を通じて大切な人との関係が温まり関係性が良くなるケースや、病気になった後にお金の大切さがわかり、無駄遣いを減らし万が一に備えるようになる場合などです。

ただし、その時の視点は、あなたと同様に周りにいる人たちも、病気にならないとわからないものです。周囲の人達に自分の現状を言うことで、初めて理解されます。

病気になっても辛さを我慢したり、迷惑をかけたくないから自分で解決しようとお考えの方が結構いらっしゃると思いますが、**我慢して自分を律することでは解決できるものではありませんから、周囲の人にも自分の状態を具体的に伝えるのがいいのではないでしょうか。**伝えるときには、具体的な辛さとどのようなサポートをしてほしいのか意思疎通をするのが良いと思います。また、生活習慣を伴うものでしたら、良い環境が出来上がればよい応援団ができ、前向きなれるものです。

公共の協力体制と救急車

急な病気やけがをしたときに、自分の状態で救急車を呼ぶべきかどうか、迷うことはありませんか。私自身、数年前に突然激しい腹痛に襲われた時、救急車を呼ぶべきか悩みました。下痢もありトイレにも行きましたが落ち着かず、冷や汗が出る状態でしたが、我慢はできるレベルでした。救急車を呼びたい気持ちもありましたが、腹痛や下痢レベルで救急車両を呼ぶのはどうなのだろうかと悩んでいました。結果的には、医療機関にいくと状態が良くなく、そのまま緊急入院となってしまいました。医師からは、我慢しすぎですし、不安な状態では救急車使ってくださいと言われてしまいました。

救急車の４割強は軽症で出動しているのも事実です。軽症とは、入院治療を必要としないものです。そんなに軽症で利用されている方が多いのだと私は驚きましたが、皆さんはいかがでしょうか。自分の反省とともに、救急車はいつもと違う症状を感じたら、節度は必要と思いますが、大事至らないために積極的に使うのが良いのではないでしょうか。

第4章

気になる薬の裏事情

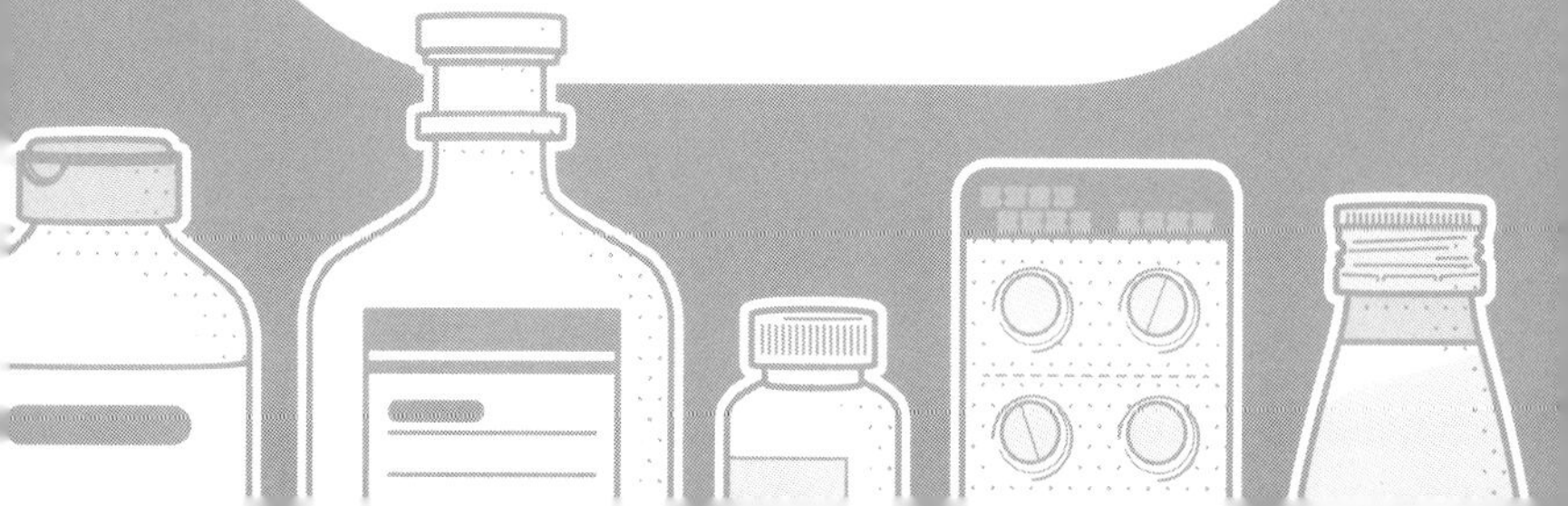

新薬は本当に安全なのか？

２０２３年９月25日、厚生労働省は、アルツハイマー型認知症治療薬「レカネマブ」（一般名）、アメリカの商品名「LEQEMBI®」の製造販売の正式承認を行いました。

このレカネマブという薬は、アルツハイマー型認知症治療の新薬で、日本の製薬会社のエーザイとアメリカの製薬会社バイオジェンが共同開発をした薬です。価格は現在検討されていますが、アメリカでは年間３９０万円ほどの購入費用がかかるとされています。

そして、この新薬は、アルツハイマー型認知症の原因になっているアミロイドβというタンパク質を標的にする**抗体医薬**です。**抗体医薬とは、人間がもともと持ってい**

る免疫システムを利用した医薬品のことです。神経細胞の表面に飴のようにくっついたアミロイドβに結合し、脳の掃除屋と言われたミクログリア細胞を誘導して、アミロイドβを除去するという画期的な薬です。

標的とされる抗原（アミロイドβなど）だけに結合するので、目的とする薬効が得られやすいという特徴を持っているため、副作用のリスクは少ないとされています。

認知症は潜伏期間が非常に長い病気で、発症までに約25年ほどかかります。レカネマブは軽度認知障害から軽度から中等度のアルツハイマー型認知症が起きる段階で投与を行う薬です。

アミロイドβが除去される過程で脳血管から出血の副作用も

アメリカの臨床試験（第3相試験）では、1795名の被験者を2つのグループに分け、18カ月間、偽薬（プラセボ）コントロールのランダム化試験を行いました。この結果、認知機能の悪化は、偽薬を投与したグループに比べて、27・1％の抑制効果が見られました。この成果によって、アメリカでは2023年7月に正式承認され、この結果を元に日本でも同年9月に厚生労働省が正式承認したというわけです。2024年あたりから、日本でもレカネマブを使った治療が行われることになるでしょう。

一方で、レカネマブの副作用も指摘されています。レカネマブはアミロイドβを強力に除去する力を持っていますが、脳血管に溜まったアミロイドβが除去される過程で、血管が脆弱な状態になり、血液が外に出てしまったり、脳血管からわずかな出血が出てしまうという副作用が投与したグループの1割ぐらいに見られています（特定の遺伝子を持つグループでは約4割に症状が見られています）。こうした副作用は抗体医薬では一定数発生するものですが、一定数発生すると言われても、本当に安全なのかどうか心配なところです。

新薬はどのようにできるのか？

認知症の治療薬や新型コロナウイルスのワクチンのように画期的な新薬が近年、次々と登場していますが、どのような過程で新薬が生まれるのか、医薬品ができるまでの流れを大まかに説明します。

まず、**一つの薬を開発するのに開発期間は約９年から16年ぐらいかかると言われています**。内訳は薬の基礎研究が２～３年、非臨床試験が３～５年、先ほどのレカネマブのように実際に人を集めて、薬を投与する臨床試験が３～７年、薬を管轄している省庁に製造販売して良い薬なのかを申請する承認申請や審査で約１年です。

より具体的に話をしましょう。

薬の開発には、大きく4ステップがあり、一つ一つクリアすることで市場に出てきます。

①基礎研究：薬になりそうな新しい物質を探したり、作り出します。

②非臨床試験（動物への試験）：どんな効果があるのか、体の中でどのように吸収されるか、安全性は大丈夫か？などをチェックします。治験（ちけん）とも言われる試験です。

③臨床試験（人への試験）

第1フェーズは、少数の健康成人に対して動物で大丈夫だったことが人間でも大丈夫なのかのチェック。

第2フェーズは、少数の患者さんに効果があるのか、副作用は大丈夫か？のチェック。

第3フェーズは、多くの患者さんに使って、標準的な薬と比較して効果や副作用の

【新しい薬を創る時のプロセス】

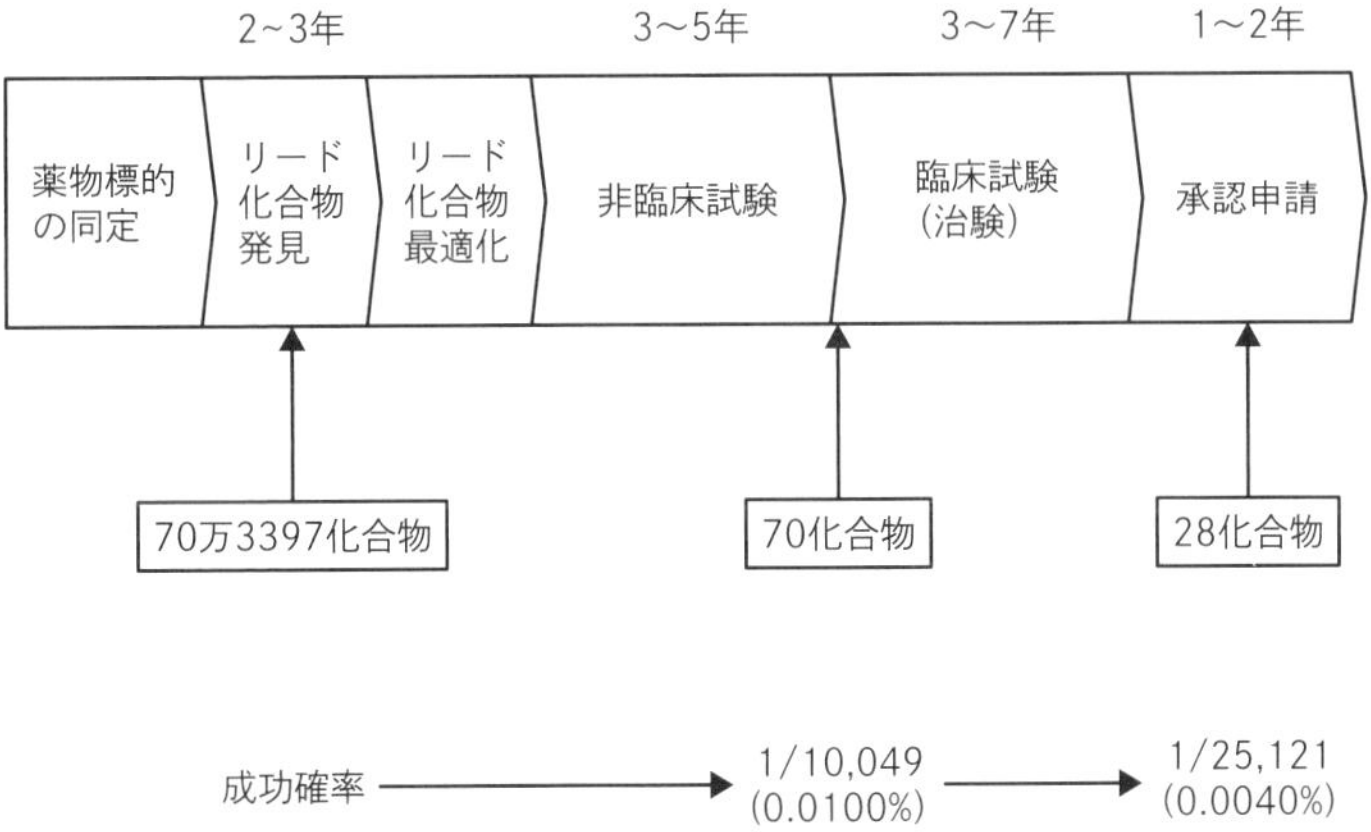

出典：日本製薬工業協会調べ（2011〜2015年度）

チェック。

④承認申請・審査となり、承認されれば世の中に薬として認められれば、新薬となれます。

新薬は、このように①～④のステップを踏んでいくことで、2万6000個の候補から一つ程度に絞られ、10年以上の時間と莫大なコストから生まれてきます。

ですから、薬の効果や安全性が担保されているのですが、①～④までは、限られた人数を対象とした試験のデータで作るため、治療現場のように、さまざまな年齢・性別・体質の患者さんが、長期間・他の医薬品との併用などさまざまな条件下で服用するデータはありません。そのため、データ数の少ない試験ではわからなかった効果や副作用を発生する可能性が稀ですが起こり、全てを信頼してはいけないと言われるゆえんです。

余談ですが、国では新薬に対して万が一にも副作用が起こらないようにセーフティーネットのルールをいくつか設けています。

それが次の3つです。

●市販直後調査

新薬として販売された後も、製薬メーカーには、販売後半年間は重点的に調査をする。

●特別調査

治験で対象から外れる対象者（小児、高齢者、腎機能や肝機能に病気を抱えた人達）に対する使用実態調査をする。

●新薬の投与制限

新薬は1年間、原則14日以下で処方すること。

新薬で副作用が出たときの救済制度

薬の副作用は誰にでも起こる可能性があります。この話は、新薬に限ったことではありませんが、薬（市販薬も含みますが、抗がん剤など対象外の薬もあります）を正しく使っているにもかかわらず、その副作用により入院が必要になるような健康被害を引き起こしてしまった場合の救済制度があります。

暮らしに欠かせない薬ですが、**いざという時のために医療費、医療手当、障害年金の給付などをおこなってくれる公的な制度「医薬品副作用被害救済制度」というものがありますので、**是非頭の片隅においてください。

調べる時は、「医薬品副作用被害救済制度」でインターネット検索してみてください。

新薬は「画期的な効果効能」がある薬になります。本来であれば、「画期的な効能効果」と「少ない頻度でも起こるかもしれない副作用」を天秤にかけて判断してほしいといいたいところですが、薬剤師でも判断が難しいです。新薬をもらうときは、画期的な効能効果の恩恵を受けつつ、アンテナを張っておくのが良いと思います。

小児、高齢者、腎機能や肝機能に病気を抱えた人であれば、新薬開発までに試験データがあまりないことが予想されるので、既存薬で様子をできるだけ見ることをお勧めします。

後発医薬品（ジェネリック医薬品）が新しく出る場合は、先発医薬品の特許が切れたタイミングを意味しているので、この場合は新しく出た薬でも、新薬と思わなくて大丈夫です。

近年、新型コロナウイルスもワクチン承認で不安に思う方も多くいらっしゃったと思いますが、特殊なパターンで承認されたものであるため、通常の新薬とは分けて考えた方が良いかと思います。

新型ワクチンは本当に安全だったのか？

ここ数年間は、新型コロナウイルスが大流行し、こんなことが起こるのか？　と思うようなことが3年間も続きましたね。この3年間の状態を解決したのはワクチンであったと思われますが、急激に新型コロナウイルスに対するワクチンが開発され、ワクチンに対する意見を割れるなど大混乱が起こったことも記憶に新しいですね。

予防接種、ワクチンとは

予防接種とは、感染症の原因となる微生物（細菌やウイルスなど）に一度かかると免疫ができる身体の仕組みを使って、病気に対する免疫力を付けたり、強くするためにワクチン接種をすることをいいます。ワクチンは、微生物そのものまたは、微生物

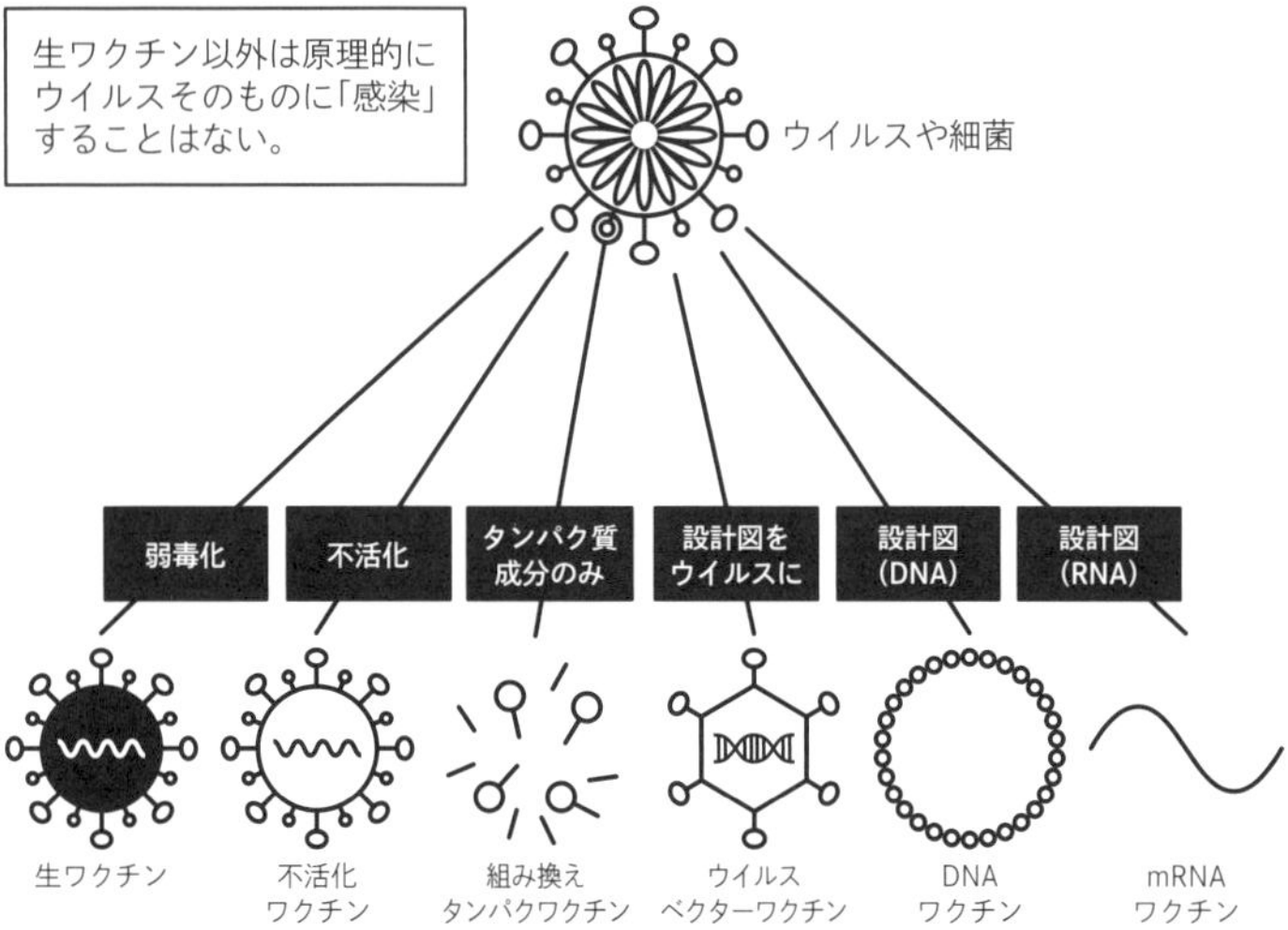

を構成するものから作ったものもあります。

新型コロナウイルスワクチンとして、大活躍したｍＲＮＡ（メッセンジャーＲＮＡ）ワクチンの例ですと、ウイルスの遺伝情報（ウイルスの設計図みたいなもの）を投与します。その遺伝情報をもとに体内でウイルスの成分を作ります。**その後、我々の体は、その成分に対する抗体が作られることで免疫力を獲得します。**この結果、新型コロナウイルスに対する抗体を持っており、外から本物の新型コロナウイルスが侵入してきても戦う力を持つことになります。この結果、新型コロナウイルスにかかりにくくなるだけでなく、重症化予防につながる仕組みが出来上がります。

有害事象、副反応とは

盛んにマスコミが話していた言葉「有害事象（副反応疑い）」「副反応」ですが、ワクチンを使用することでおこるデメリットのように聞こえますが、注意して理解しなければならない意味の言葉です。

●有害事象

ワクチン接種後に起こった健康上に悪い出来事全てを含み、ワクチン接種前後関係さえ満たせばよく、ワクチンとの因果関係はなくても報告されるものになります。

●副反応

副反応は、有害事象の中でワクチン接種との因果関係が認められたものだけになります。つまり（接種前項関係が成り立つ）＋（比較検討や科学的な検証）をされたものです。

例えば、ワクチン接種後に持病糖尿病の患者さんが循環器病を発症した場合、ワクチンとの因果関係が少ないことが予想されると思いますが、ワクチンの有害事象としてカウントされます。報道関係者でも「有害事象」と「副反応」について誤用しているケースも見受けられますが、情報を吟味するときに知っておくべき大切なポイントです。

命に関わる副反応の確率は？

新型コロナウイルスのワクチン副反応の割合は次の通りです。

ファイザー社製のワクチンの副反応のうち、50％以上の発現割合で出てくるのが、「接種部位の痛み、疲労、頭痛」です。10％から50％の発現割合で出てくるのが、「筋肉痛、悪寒、関節痛、下痢、発熱、接種部位の腫れ」です。1～10％の発現割合で出てくるのが、「吐き気や嘔吐」です。

モデルナ社製のワクチンの副反応のうち、50％以上の発現割合で出てくるのが、「接種部位の痛み、疲労、頭痛、筋肉痛」です。10％から50％の発現割合で出てくるのが、「関節痛、悪寒、吐き気、嘔吐、リンパ節症、発熱、接種部位の腫れ、発赤、紅班」です。1~10%の発現割合で出てくるのが、「接種後7日以降の接種部位の痛み」などです。

このように、起こりやすい副反応一覧を見ると、命にかかわるような病気はみられないので、安心して使えるワクチンと考えられます。（持病がある方は、医師に確認が必要ですが）

他には稀に起こる副反応として「心筋炎」や「心膜炎」も報告されていました。しかし、ワクチン接種で起こる「心筋炎」「心膜炎」の副反応の割合よりも、ワクチン未接種で「心筋炎」「心膜炎」が合併する割合の方が高いと国が見解を出していました。

副反応の目線から考えると、ワクチンは接種したほうがメリット上回ることになります。

新型コロナウイルスワクチンでの誤解

新型コロナウイルスワクチンは、新しい技術や特殊な要因が絡んでいたため、誤解も生まれました。

①mRNAワクチンは、将来の異変につながる?

新しい技術のmRNA（メッセンジャーRNA）ワクチンについてです。mRNAとは、遺伝子の部分的なところをコピーした部分になりますので、ウイルスの設計図の一部ということになります。しかし、数日以内の短時間で分解されることがわかっているので、人の遺伝情報（DNA）に組み込まれることはなく安全であることがわかっています。

誤解している人が多いのですが、mRNAは、ヒトの核の中に入れません。ヒトのDNAへの変換はできないようになっていますので、mRNAワクチンをつかったところで、遺伝情報が書き換えられることもありませんし、次世代につながる精子や卵子の遺伝情報にくみこまれることもありませんから安心できます。

②通常の治験プロセスが省略された？

開発から1年足らずで実用化された新型コロナウイルスワクチンに対して、しっかりと臨床試験（治験）のプロセスをしていたのかと疑問を持たれることが多いように思います。しかし、国の報告では試験管内での実験から動物実験、ヒトへの臨床試験を行い、安全性や有効性を評価されていますので、通常の治験プロセスを経ています。また、ヒトの臨床参加数も多めに取られており安心度が高いです。しかし、今までのワクチン開発は、10年程度かけて行わるため長期的な出てくる可能性ある副反応や有効性は、不安です。

新型コロナワクチン誤解の原因は、一次情報に触れていないことです。公的な一次情報に触れ真意を確かめる癖をつけましょう。

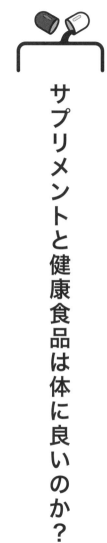

サプリメントと健康食品は体に良いのか？

サプリメントとは何か？

そもそも実は日本では法律でサプリメントを定義する言葉は存在しません。**暗黙のルールで「サプリメント」は「健康に良い特定の成分のみを取り出し、飲み易い形にした商品」とされています。**似通ったイメージの健康食品は、「健康を維持につながる食品全般」であり、健康食品の一種にサプリメントがあると考えるとよいでしょう。

また、健康食品（サプリメント含む）は、健康の人が食べたり飲んだりすることで、健康維持につながることを目的して作られたものであり、病気を治すために作られたものではありません。一部は、病気になった人が、回復するために飲んだり食べたり

【特別用途食品と医薬品の位置付け】

食品	医薬品
【栄養機能食品】 栄養成分の機能の表示ができる カルシウムは、骨や歯の形成に必要な栄養素です。 ビタミン ミネラル等 (平成13年度～) 【機能性表示食品】 企業等の責任において保健の機能の表示ができる (平成27年度～) 広義の特別用途食品 【特定保健用食品】 保健の機能の表示ができる (例)おなかの調子を整えます。 食物繊維 オリゴ糖 他 (平成3年度) 狭義の特別用途食品 【特別用途食品】 特別の用途に適合する旨の表示ができる (例)本品はたんぱく質の摂取制限を必要とする腎臓疾患の方に適した食品です。 (昭和22年度～)	●医療用医薬品 ●一般用医薬品 医薬部外品

するものもありますが、基本的には食品と考えるのがよいと思います。

上図は食品と医薬品を区分した図ですが、食品の中にもいろいろと種類があります。紛らわしい言葉が続いていますので、ざっくりとまとめます。

●特別用途食品

乳幼児の粉ミルクなど特別な用途に使える食品のことです。

●特定保健用食品

通称「トクホ」と呼ばれている食品です。商品ごとに国が審査をして、健康に良いことのお墨付きをもらったもので、医薬品ほどではないが、効能効果を書いてよいとされる食品です。

例えばサントリーの「黒烏龍茶」は、「脂肪の吸収を抑えて排出を増加させて、体に脂肪がつきにくい」という健康効果が書かれています。

●機能性表示食品

「トクホ」に似ているが、開発した会社の責任のもとで売られる商品であり、国の審査は不要で届出だけでよいもの。審査は不要であるが、届出しているので普通の食品よりは信頼度が高い。

●栄養機能食品

カルシウム、ビタミンCなどの決められた20種類を国が定めた基準や書き方のパッケージで販売されるものです。例えば「カルシウム」は、「骨や歯の形成に必要な栄養素です。」と書くことが決められています。

サプリメントは国の定める定義がないため、図の4パターンの食品でも、そうでない食品もサプリメントと呼ばれています。実際に流通しているのは、基本的に「特定保健用食品」「機能性表示食品」「栄養機能食品」「上記4つ以外の食品（厚生労働省では『いわゆる健康食品』という」となっています。**「特定保健用食品」「機能性表示**

食品」「栄養機能食品」であれば、国の基準を満たしている商品になりますから、何にどのように効果があるのかわかりやすいですが、どちらでもない『いわゆる健康食品』は注意が必要です。

サプリメントは本当に効果があるのか？

薬は、病気の治療や予防に効果があるものですが、サプリメントは食品であり、病気の治療や予防に効果はありません。食品であるサプリメントは、体に強い作用を示す成分は使えないようになっていますから、サプリメントに薬のような効果を期待することはできません。また、一部の病気を除いて、成分を補充することで体の状態がよくなることはほとんど今の医学では解明されていないため、効果があるのかは疑問があるところです。

さらに、サプリメントの情報源を考えてみましょう。

情報源は、商品開発をしているメーカーが実験したデータを国の審査を通さずにインターネット、YouTuber、テレビなどを通じて発信される情報です。伝わり方を工夫したり、有名人をうまく使ったり、都合の良い体験談を使ったもので、身体に有効であるのか、否かのデータからは離れた発信が多いように思います。

科学的な論文データにしても、対人のデータなのか、試験管の中のデータなのか、都合の良いデータは作れます。もちろん、まじめにやっているメーカーもあるとは思いますが、まじめなメーカーを薬剤師であっても、判断するのは簡単ではありません。

サプリメントを使っていることで体の調子がよくなる人がいるのも事実ですから、私も勉強し続けなければならない分野だと思っています。ただ、本当に効くのか？と思うサプリメントも売られています。特にいわゆる「健康食品」に区分されるものは勝手にサプリメントと呼んでいるだけですからね。

また、サプリメントと薬の飲み合わせに問題が出てしまうこともありますので、病院や薬局では、飲んでいるものがあれば、必ず医師や薬剤師にお伝えください。

サプリメントでの注意や話題の健康食品を説明している一般の方向けのホームページもありますので、気になる方はこちらもご覧ください。

「健康食品」の安全性・有効性情報　国立研究開発法人医薬基盤・健康・栄養研究所

https://hfnet.nibiohn.go.jp/general-public/

まだまだ、解明されていないことの多いサプリメント。良い働きを示すかもしれませんが、逆かもしれません。少なくとも皆さんは問題に巻き込まれないようにされてください。

健康食品は本当に安全なのか？

現在、ウコンの市場規模は、３００億円ととても大きな市場になっています。ウコンが特に注意しなければならない健康食品というよりは、たくさんの方が使っているメジャーな商品であるためここでは取り上げます。

皆さんは、ウコンと想像するとどんなことを浮かべますか？　肝臓を元気にしてくれる。肝臓の機能があがり、二日酔いになりにくいなどを浮かべる人は多いのではないでしょうか。果たして本当に、肝臓を元気にしてくれるものなのでしょうか？

そもそも、ウコンには肝臓の機能を高めるクルクミンという成分が入っています。この成分は、二日酔いの原因になるアセトアルデヒドの血中濃度を抑えられたという報告などがあり、二日酔いになりにくいものとして愛用している人がいるのではないでしょうか。

【健康食品のウコンは肝障害の原因の約25%を占める】

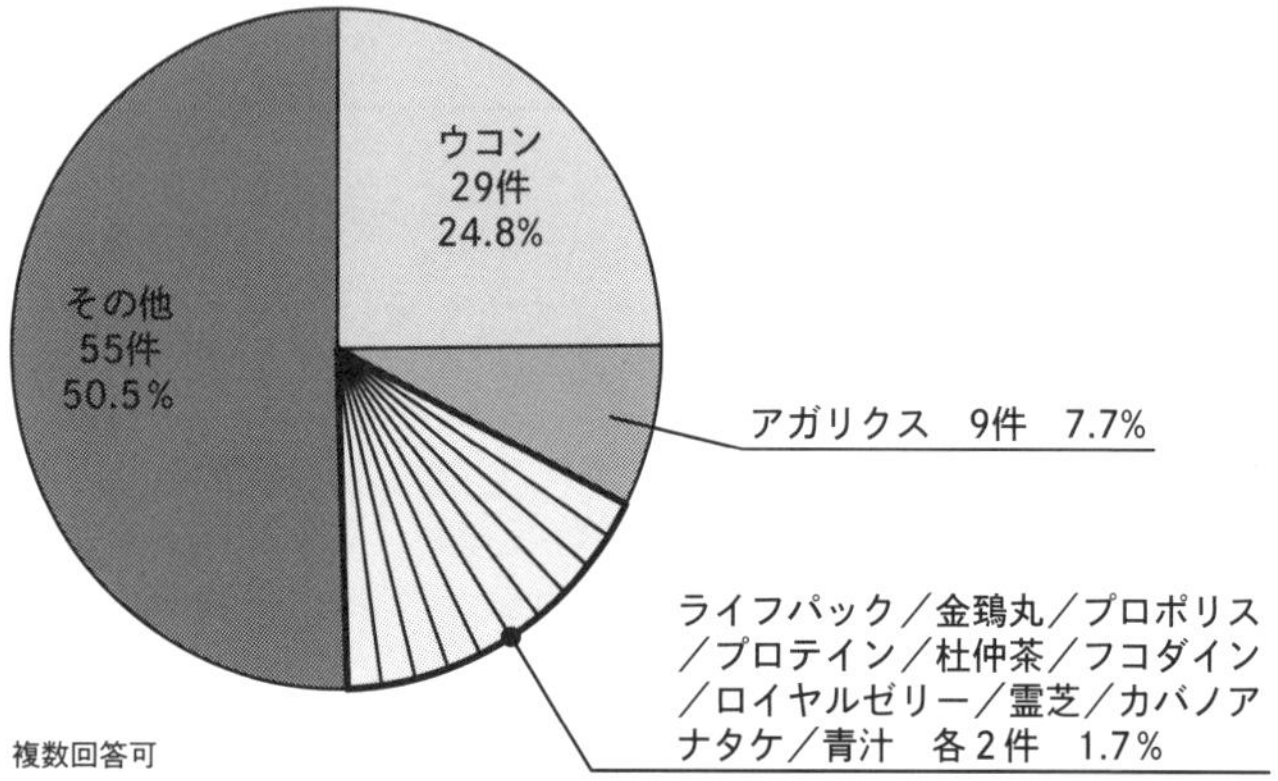

起因薬69種類、117件の中で、ウコンは29件とほぼ４分の１を占めた（恩地森一ら　肝臓　2005,46(3):142-148)

しかし、以下の情報もあります。

図は少し古いデータですが、日本肝臓学会で発表された「民間薬や健康食品による肝臓へのダメージ（病院でもらった薬以外のものによる薬剤性の肝臓へのダメージ）原因」です。円グラフにあるように、ウコンが１番です。衝撃的ですよね。

もう少し深堀りしてみると、実際に肝臓にダメージを負った人達は、民間薬や健康食品をほとんど毎日使用していて、発症するまでに平均で約１６０日でしたので、一度だけ飲んでなるという訳では無いようです。なお、少し専門的になってしまいますが、**健康食品やサプリメント、薬などで起こる肝障害は、肝臓にそもそもダメージが**

ある人になりやすいことがわかっています。つまり、肝臓に元気がないから、良くするために摂取するのに、悪化してしまう可能性があるのです。

肝臓に病気がある人、ダメージを負っている人が、肝臓を元気にするためにウコンを大量に取るのは、絶対に避けてくださいね。

読者の方に、脂肪肝の方はいらっしゃいませんか。日本人の推定患者数は3000万人、日本人の3人から4人に1人が罹っている国民病です。脂肪肝をお持ちの方は、自覚症状がなくても肝臓にダメージを負っていると認識して、ウコンは避けるのが賢明でしょう。

ウコンには、良くない一面がある話ばかりしましたが、肝臓が健康の人が、ドラッグストアなどで買えるドリンク剤などを飲む程度であれば、心配不要です。また、ウコンによる肝障害の割合が多いのは、ウコンの市場が大きいため、たくさんの方が使っているためであり、過度に心配しなくて良いかと思います。

ウコンを摂取する時に気をつけること

もし、あなたが、「ウコンって肝臓を元気にするものではないの?」と言われたら、以下の情報3点を参考にしてください。

「高濃度ウコンを連続的に摂るのはよくない」

「脂肪肝など肝臓に病気がある人は、避けたほうがよい」

「単発で少量摂取は、恐らく問題ない」

となります。正しい用量で摂取する必要があるでしょう。

健康食品にまつわる健康被害がなぜ起きるのか？

国のワーキンググループでは、健康食品の健康被害には大きく3つの要因が関わっていると分析しています。

第一が情報不足の問題です。不確かな情報が氾濫し、一方で何が安全なのかという確実な情報源が確立されていません。第二は消費者の問題です。健康食品は摂取すれば、どんな量でも健康に良いと安易に考えている人が多過ぎます。もちろん、健康食品を作っているメーカーが、そのように広告でイメージ付けをしているのも問題があるとは思いますが、それにしても多量、高頻度、長期間に摂取する人が多いのです。

これは問題だと思います。

また、**健康食品を摂取する人の体質も均一ではありません。**処方薬のように、医師や薬剤師が用法・用量をその人に合わせて、正しく調整してくれるのであれば問題はないでしょう。しかし、健康食品の場合は、それぞれの体質に合わせて、調整してくれる人は一人もいません。**病気の人や高齢者、乳幼児、妊婦、アレルギー体質など摂取している人の体質を考慮されていないところが問題です。**また、健康食品の好きな人は、複数の健康食品やサプリメントを同時に摂取していることが少なくありません。これも、散々、指摘していますが、飲み合わせが悪くなれば、副作用が起きることになります。

第三の問題は、**メーカーの問題です。**健康食品の業界は異業種からの参入も多く、成分知識も経験も少ないため、よくわからない状態で製造されている健康食品のケースも少なくありません。さらに、製造環境も劣悪な状態のものが少なくないことがあります。このような製造プロセスでできた健康食品を摂取すれば、健康被害が出てもおかしくはありません。

がんや難病患者さんへの民間療法は本当に効果があるのか？

怖い疾患のがんは日本人の死因の1位で3人に1人はこの病気で命を落とします。大多数の人は、突然に病気を宣告され、進行性の病気であるためすぐに、抗がん剤を使うのか、手術を使うのかなどを迫られます。ドラマなどでご存じの方も多いと思いますが、**抗がん剤を使うと、脱毛、強い吐き気、免疫機能低下などの副作用で身体へのダメージを伴います。**突然に命にかかわる病気を宣告され、副作用の大きな治療の選択を決めなければならない情景を考えると、正しい判断ができないこともあるかもしれませんが、ここで押さえておいてほしいことがあります。

がんに効果が認められているのは、医師が診断し使用することができる「標準治療※」しかなく、民間療法でがんに効果が認められているものはありません。

※薬として国から承認された薬で行う保険が有効な治療法

先進医療、治験薬などの薬や治療法もありますが、治験段階の医療や薬の場合は効果もしくは安全性を確認中の状態です。先進医療と聞くと、最新の最も優れたものと誤解しがちですが、標準治療に近い今後を担う可能性のある医療という意味になりますのでご注意ください。

なお、民間療法で販売されている商品は、臨床試験に到達していないものがほとんどであり、人に対する効果効能や安全性が担保されていない可能性が高いですから、標準治療と比較できるレベルには全くありません。

ただ、突然のがん宣告、矢継ぎ早に手術や薬物療法、放射線治療の選択などを迫られる時、冷静に判断できず、民間療法を使いたくなる気持ちもよくわかります。私の患者さんに民間療法だけを信じて、標準治療をしていない方もいました。

私は医療従事者として医療情報のギャップに悔しさを感じ、民間療法について調べたことがあります。

民間療法の商品は、すごく多くの宣伝をされていますし、インターネット、書籍など、調べれば調べるほど、民間療法が楽にがんを縮小させるように見えてしまいます。実際に見てもらうとわかりますが販売者がつくったホームページ、出版されている書籍に嘘が書かれているのではありませんが、信頼してしまいそうなことが書かれていますので、見抜くのは簡単ではありません。

例えば、「マウスで効果がある」「細胞レベルで効果がある」という話があるとします。これは基礎研究、非臨床試験（動物試験）で良い成果が出ただけであり、まだまだ、粗削りすぎる商品であるということです。人体に効果がある確率は、まとまっていないもしくは、商品PRで使えない人体に影響がないデータといえないので、マウスで効果があるとうたっているのです。

一方、「有名雑誌で紹介された」「医学博士、薬学博士監修」「すべてのがんに効果

的」という情報を見かけることもあるでしょう。

これは、固有名詞の力を利用していると考えられます。固有名詞は一瞬で脳にイメージが届くので、どの程度の効果がどの程度あるのか見えません。ポイントは承認されているのか否かであり、有名人や有資格者のメッセージではありません。なお、医療機関で対応中などと書かれていても、保険診療なのか、その病院には指導医や専門医が対応してくれるのか確認したほうがいいでしょう。繰り返しますが日本では、**保険診療で承認されている薬（標準治療）が最高の医療です。「医療機関」という固有名詞にも安心してはいけません。**

「良い口コミが掲載されている」という言葉も注意が必要です。良い感想が書かれているだけです。通販サイトの口コミのように、全員の口コミが見れるのではなく、販売業者が数個の良いコメントを抜粋していると考えられませんか。１００人に1人しか効かなくても、良い口コミは書けます。私は、そんなに良い口コミだらけの薬なら、なぜ承認された薬にならないのだろうかと考えます。画期的な薬を開発し、ノーベル医学賞受賞（本庶先生）の抗がん剤（免疫チェックポイント阻害薬）でも、完治させる効果ではありません。3年後の生存率は30％が60％に上昇するだけだったりしますので、民間医療の良い口コミが連続的に起こるのは、奇跡のように見えます。**「標準治療を否定している」という言葉もたまに見かけることがあります。最も厳しい承認審査を乗り越えている標準治療を否定するPRは、おかしいでしょう。**標準治療より副作用が少ないなどの記載などを見ることもありますが、肝心の効果効能の裏付けはどうなのでしょうか。健康食品、サプリメントを全面的に否定はしませんが、がんの治療効果をうたうものは、あまりにも治療効果につながる根拠に乏しいものが多いように感じています。

また、早期のがんであれば、標準治療で治せても、進行したがんは、治せない確率があがります。健康食品やサプリメントに頼り、進行がとまるまたは、改善されるなら良いですが、まずそんなことは無いでしょう。一刻も早く専門医のもとで、治療をすることをお勧めします。がんにおけるサプリメント、健康食品は主治医のお勧め以外では原則頼らないのがお勧めです。使用するのであれば、主治医の意見を聞きながら標準治療と併用することが良いと思います。

健康食品と医薬品の飲み合わせは注意が必要

健康食品と医薬品の飲み合わせは注意が必要です。一部を紹介しましょう。

①ビタミンA

例えば、ビタミンAを摂取すると、夜間の視力維持や皮膚の粘膜保護などの効果が期待されます。しかし、次のような医薬品と一緒に服用すると、表示されているような相互作用があります。

●血液凝固防止薬ワルファリンカリウム（ワーファリン）

ワルファリンの抗血液凝固作用を増大させることになります。

●角化症治療剤エトレチナート（チガソン）
●抗悪性腫瘍薬トレチノイン（ベサノイド）

ビタミンA過剰症と類似した副作用症状があらわれることがあります。

②ビタミンC

ビタミンCはコラーゲンの生成や抗酸化作用として、服用される機会の多いビタミンです。しかし、ビタミンCも次のような医薬品と飲み合わせで相互作用があります。

●利尿薬（炭酸脱水酵素抑制薬）アセタゾラミド（ダイアモックス）
大量のビタミンCとの併用により腎・尿路結石が起こる可能性があります。
●卵胞ホルモン薬エストロゲン（プレマリン）
ビタミンCにより薬剤の代謝が阻害され、血中エストロゲン濃度上昇の可能性があります。

③カルシウム・鉄・アルミニウム・亜鉛・マグネシウム

●骨粗鬆症治療薬（ビスホスホネート系製剤）

ビスホスホネート系製剤と結合してキレート化合物を作り腸管よりの吸収を阻害してしまいます。

●テトラサイクリン系抗生物質

●ニューキノロン系抗菌剤

金属イオンとキレートを形成し、吸収が阻害され、抗菌剤の効果が減ってしまうことがあります。

●強心薬

カルシウム含有製剤によって、血中カルシウム値が上昇し、ジギタリス製剤の作用を増強することがあります。また、ジギタリス中毒の症状（嘔気、嘔吐、不整脈など）があらわれることがあります。

④グアバ葉ポリフェノール（番爽麗茶）や難消化性デキストリン

血糖値が気になる人の特定保健用食品ですが、これを糖尿病の薬と一緒に飲むと、糖を分解する酵素の働きを抑える作用があり、薬剤の作用が増強され、低血糖の恐れもあります。治療中は併用しないようにしましょう。また未消化の糖質が腸内で発酵し、ガスの発生が多くなるため腹部膨満感が強くなります。

⑤キシリトール、オリゴ糖、乳酸菌

キシリトールは虫歯になりにくい特定保健用食品ですが、大量に摂取すると、軟便や下痢になることが知られています。また、オリゴ糖は難消化性であるために、大量に摂取すると消化酵素でほとんどが分解されずに大腸まで届くため、お腹がゆるくなります。一方で消化管からの糖の吸収を抑える糖尿病治療薬（α-グルコシダーゼ阻害薬）も同じような作用があるので、軟便や下痢の症状が悪化することになります。

お薬手帳を持参して、薬剤師に薬の飲み合わせをきちんと聞いておきましょう。

薬の情報をどこから仕入れるか？

皆さんは飲んでいる薬の情報をどのようにキャッチアップしていますか？

医師や薬剤師からの説明だけを聞いて終わりにされている方が大多数ではないでしょうか。その方法でも間違えは無いのですが、**できる専門家ほど、薬の情報をわかりやすく説明するために、絞って加工したものをお伝えしています。**そのため、薬の説明の中で絞っていますので、本当に患者さんが知りたい情報をお伝えできているのか定かではありません。薬局で配られる薬の説明書（薬情）にしても、かなり情報を絞っているものをお渡ししています。でも、詳しく薬を調べたい時ありませんか？　そこにつながる話をここでは紹介します。

処方箋の添付文書

処方せん薬の添付文書は、薬を買うと箱に一緒に入ってくる説明書です。処方せん薬は、薬剤師が開けることになりますので、医療従事者向けで難しく書かれていますが、市販薬に関しては、患者さん向けに書いているので箱の中に入っている説明書を見直してもらうと知りたい情報は大体わかると思います。インタビューフォームは完全に医療従事者向けですのでお勧めできません。

「くすりのしおり」、「セルフメディケーション・データベースセンター」は、患者さん向けに作られていますので、薬の知識をアップデートしたい時に最適です。

自分でインターネットで調べるのが苦手な方は、薬剤師を使い倒す方法も紹介します。飲み始めた数日後にも電話などで薬について確認をお願いする方法があります。**薬を飲んだ後の事後フォローを電話などでしてもらうサービスが存在します。1割負担では20円、3割負担ならば60円（出典：2023年現在の調剤報酬）です。**激安でできるので、自分で調べるのがめんどくさい人にはおすすめです。

色々な情報が手に入るやすくなっている時代ですが、薬の場合は難しい情報や古い情報までインターネットで調べると出てきます。今日は、そんな時でも信頼のおける公益性の高いサイトを紹介させていただきました。長期間同じ薬を飲むのであれば、自分の身体は自分で守らなければなりませんから、内容はチェックしておくことがオススメです。

くすりのしおり　https://www.rad-ar.or.jp/siori/

セルフメディケーション・データベースセンター　https://jsm-db.info/

第5章

知らなければ損をする薬とお金の話

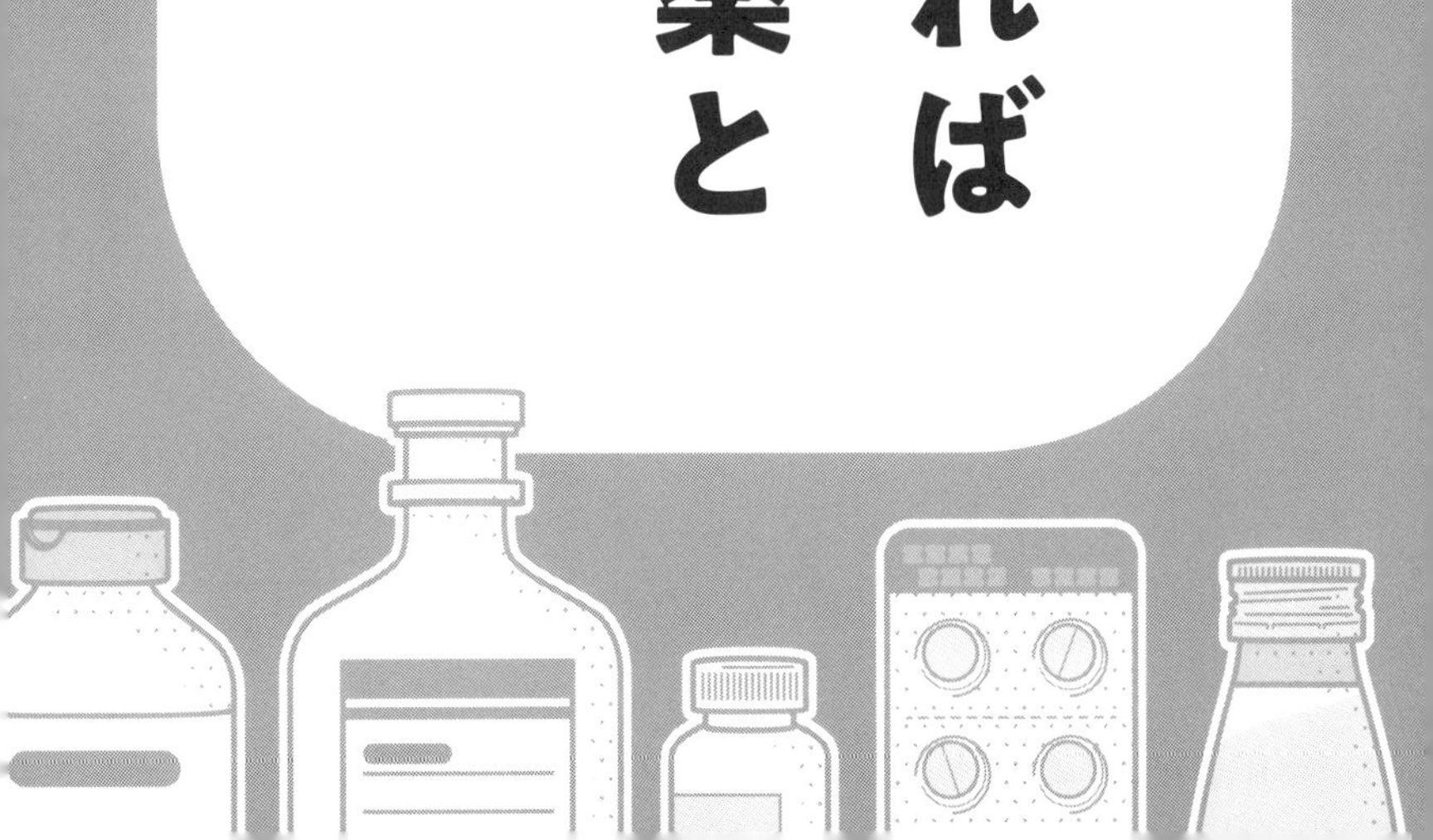

処方箋薬と市販薬はジェネリック（後発医薬品）を使おう

新しく開発された新薬を先発医薬品と呼び、その新薬の特許期間が切れた共有財産をもとに作られた薬をジェネリック医薬品または、後発医薬品と呼びます。

新薬の開発には、9年から17年の歳月がかかり、数百億円の開発費用がかかっているとされています。**しかし、新薬の特許期間が過ぎると、その権利は国民の共有財産になります。**薬を開発した製薬会社ではなく、他の製薬会社から同じ有効成分を使った薬が開発できるのです。

保険が使える薬の値段は、国が全て決めることになっていますが、新薬開発では数百億円の以上のお金がかかっていることが多いため、価格が高くなります。

本文でも少し紹介しましたが、アルツハイマー型認知症治療薬であるレカネマブは、まだ薬価は決まっていませんが、恐らくアメリカと同じように年間390万円ほどの価格に設定されると考えられています。

このように**先発医薬品は薬の値段は高く決められますが、ジェネリック医薬品は、おおよそ先発医薬品の50％以下になるように決められています。**

ジェネリック医薬品にはルールがあり、有効成分の種類や量は勝手に変えてはいけない決まりになっています。これは品質や有効性、安全性を担保するものになっています。しかし、異なっても良いところがあります。添加剤や大きさ、色、味などは変えても良いことになっています。

例えば、新薬は錠剤が大きく、飲みにくいという声があった場合、ジェネリック医薬品では錠剤の大きさを小さくして飲みやすくしてみたりするのです。また、錠剤という形だけにこだわらず、ゼリー状や液状にすると言うことも可能です。このように、ジェネリック医薬品は安価以外にもメリットが生まれるケースがあります。

有効成分、品質、安全性が同じであるため、値段が安価になる薬として特許が切れた後のジェネリック医薬品利用率は、約80％（2021年時点）となっています。

先発医薬品の独占販売期間後に発売されるため、独占販売期間中に、新しい技法が生み出されるケースや、先発医薬品の弱点が市場調査でわかるケースもあります。実際にあった目薬の例ですが、先発医薬品は冷蔵庫保存が必須。10年後にでてきたジェネリック医薬品は、常温保存でOKであり、安価な目薬などもあります。このパターンだと、安いだけでなく機能も高まるので、ジェネリック医薬品を選びたくなる方が多いのではないでしょうか。

ジェネリック医薬品の疑問

このように価格面で大いにメリットがあるジェネリック医薬品ですが、やはり安価ということで、科学的根拠にもとづいてない噂のようなものが蔓延しています。いくつか見ていきましょう。

①ジェネリック医薬品は、成分がインドや中国産？

ジェネリック医薬品は、インドや中国の原料を使っているから先発医薬品を使いたいと仰る方がいらっしゃりますが、医薬品は、インドや中国産の成分を使っているのが普通です。先発医薬品も後発医薬品も輸入した成分に頼っていますので、これは薬共通として理解しておきましょう。

②貼る薬や塗り薬の使い心地が違う

薬の添加剤の違いによって、使い心地は変えられます。例えば、保湿剤は同じ成分でも使用感が全く異なるものが多いです。先発医薬品とジェネリック医薬品をいろいろと試してみて、自分にあう使用感のものを選ぶと良いと思います。なお、効果効能や安全性は変わりありません。

③ジェネリック医薬品に切り替えたら、アレルギーが出た

先発医薬品とジェネリック医薬品は、添加剤を変えることができますので、添加剤の種類が身体に合わない時は、アレルギー症状が出る可能性があります。その時は、先発医薬品に戻すか、他社のジェネリック医薬品に変更をしてもらいましょう。

④市販薬にもジェネリック医薬品はあるの？

市販薬の中にも、同じ成分の薬なのに値段が違う薬があります。有名な薬には「ロキソニン」があります。この薬は、かなりブランド力のある市販薬でCMも多く行われているので売価も高めです。しかし、「ロキソプロフェンナトリウム」という同成分の薬は、安価に売られています。もちろん、効果効能、安全性などは同じです。一般的に、CMに流れている薬は高額で、あまり知られていない薬は安価です。店舗にいる薬剤師や登録販売者に、ブランドに拘らないのであれば、同成分の安価な薬が無いか聞いてみましょう。

長期収載品（先発医薬品の一つ）とジェネリック医薬品

長期収載品とは、新薬の特許が切れた先発医薬品です。特許が切れるとジェネリック医薬品が世の中にでてくるのですが、先発医薬品も長期収載品としてとして、残ります。

この長期収載品は、先発医薬品になるため、金額は高めの薬です。さらに、2023年末に向けて、厚生労働省の初回保障審議会医療保険部会が、**長期収載品に関して**

【先発医薬品とは？】

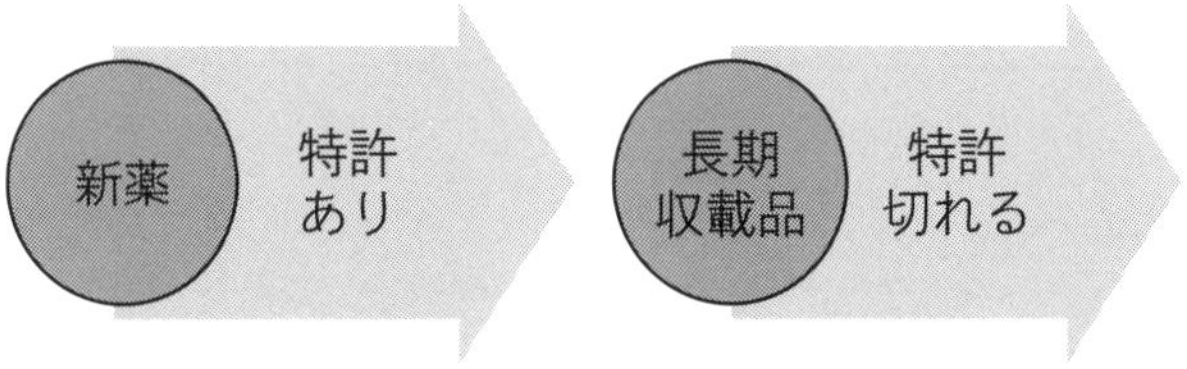

は自己負担額の上乗せの検討をしています。

上乗せ検討の背景は、特許が切れた高価な先発医薬品の使用料を減らし、比較的安価なジェネリック医薬品利用を行うことで、医療費削減の考えです。

というのも、日本は、世界に比べ長期収載品の使用率が高いことがわかっているため、無駄な医療費削減は取り組みたい方針があると思われます。

２０２３年は、薬の安定供給に問題が起こっているため、この施策がすぐに進むかわかりませんが、頭に入れておく必要はありそうです。

かかりつけ薬剤師制度のメリットとは？

皆さんは、かかりつけ薬剤師という制度をご存じでしょうか？　**かかりつけ薬剤師は、ひと言でいうと薬剤師の指名であり、お気に入りの薬剤師を決める制度です。**

一人の薬剤師に医療情報、薬歴情報を集めて、相談事も飲み合わせのチェックも行ってもらうことで、毎回いろいろな薬剤師に前提を説明しなくても良くなるものです。

当然、顔の見える関係性になりやすいので医師と話せなかったことや、生活習慣のこと、余った薬の話などしやすくなります。薬局には「早く」、「間違えなく渡す」だけに注力して、説明がおざなりになっている場合が多くあると思いますので、しっかりと話せることは、患者さんにとって医療の質が上昇することになると思います。

かかりつけ薬剤師の選び方

かかりつけ薬剤師を登録すると毎回の支払額が、3割負担で70～80円負担が増えます。その一方で、話しやすい医療人が身近にできることのメリットは計り知れません。他にも、薬をもらった後に電話や通信手段での事後フォローも無料で行えるようになり、残薬調整も同じ薬剤師が担当すれば余りのチェックもスムーズにおこなわれていることもわかっています。

70～80円の支払いは増えますが、受けられるサービスが増え、医療の質もあがります。自分との相性や真摯に対応してくれる薬剤師を発見した時にはかかりつけ薬剤師と決め、罹っている病院の処方箋を全部持ち込むのが良質な医療を受けられることにつながるので、オススメです。

かかりつけ薬剤師を依頼するメリット

- 話しやすい薬剤師が基本的に毎回担当する
- 無駄な残薬の調整確率があがる
- 3年以上の経験があり、研修認定を受けた薬剤師が対応する
- 基本的に同じ人が担当してくれるため、毎回自分の状態を説明しなくても良い

なお、かかりつけ薬剤師になれるのは、薬剤師側にルールがあり、実務経験3年以上、継続して勉強している、週に32時間以上（ほぼ常勤）で働いているなどが必要になります。そのため、お気に入りの薬剤師がパートだった場合は、登録ができません。しかし、パートの○○さんが良い場合は、受付時に○○さんが良いとお伝えすると、かかりつけ薬剤師ではありませんが、取り計らってくれる薬局もあると思います。いずれにしても、相性のあう薬剤師を1人探しておくことは、医療の質が上がるので是非活用してみてください。

かかりつけ薬局を選ぶポイント

店舗がどんな特徴を持った薬局であるのかは、インターネットで調べることができます。ホームページのある薬局であれば、そこから確認すればよいのですが、個人で経営されている薬局は、ホームページがないケースがほとんどですので、そんな場合は、厚生労働省のホームページに医療機能情報提供制度（https://www.mhlw.go.jp/stf/seisakunitsuite/bunya/kenkou_iryou/iryou/teikyouseido/index.html）というものがあり、こちらから調べると店舗情報が調べられます。

医療機能情報提供制度

見るべきポイントを４つ紹介します。

①営業時間

ほとんどの薬局は門前の病院が開いている時間だけ開けている薬局かと思いますが、中には土日もフルオープンしている薬局もあります。土日に急遽薬を受け取る場合も十分にあり得ますよね。処方箋の期日は処方日を含めて4日以内でした。木曜日に処方箋を受け取った場合、土日が休みであれば、実際に受け取れるのは金曜日までになってしまいます。土日営業をしている薬局はあまり多くありませんが、近くにある時は候補として優先順位は高まるのではないでしょうか。

②休日・夜間の連絡先

店舗を閉じている時間帯でも緊急の連絡先を載せている薬局とそうでない薬局があります。はじめてもらった薬を飲んで調子が悪くなってしまったときの相談窓口があると安心です。専門家につながるホットラインを掲載している薬局は、選ぶ価値が高いのではないでしょうか。

③駐車場の有無

駐車場の有無も厚生労働省のホームページから確認することができます。車利用者であれば、一番に見なければならないポイントです。

④その他

薬局で大切なのは、やはり人です。特に服薬指導をしてくれる薬剤師が重要です。薬局には大手の薬局（東証プライム企業）から個人でされている薬局まで様々です。しかし、会社の規模と薬剤師のレベルは必ずしも一致しません。

あまりご理解頂けないのですが、薬局業界の現場薬剤師年収は、会社の規模が小さい方が高い場合が多い業界です。どの業界も一緒ですが、年収が高いということはそれなりのことができなければなりませんから、患者満足度を当然求められます。一方で、大手薬局は設備投資や研修体制がしっかりしているため、決して悪いという訳ではありません。

現状は、自分にあう薬剤師を薬局の規模に関係なく選ぶのがお勧めです。

もう一つの切り口は、大前提として、話しやすい人であることは一番大切であると思いますが、**「人生経験の豊富な薬剤師」を選ぶと満足度が高い場合が多いです。**例えば、小児の薬を貰いに行くのであれば、子供を持つ薬剤師さんの方が対応に詳しいでしょうし、気持ちもわかって下さります。中年以上の薬剤師であれば、介護を経験されている方もいるでしょう。やはり当事者としての経験者であると気持ちを分かってくれることが多いと思います。**薬剤師の仕事は、生活で経験した分だけ仕事で反映されます。**

薬をまとめて管理する「かかりつけ薬局」を決め、生活の質を是非高めてみてください。

高額療養費制度を積極的に利用する

高齢者になると医療費がかかるから民間保険に入ることを検討する人も多いのではないのでしょうか？　もちろん、そうした負担を減らすための選択肢の一つとして、民間保険もありとは思います。しかし、その前に公的なサービスも意外と使えるのです。それが高額療養費制度です。

高額療養費制度とは、医療機関や薬局の窓口で支払った額が、ひと月（月初めから終わりまで）で上限額を超えた場合に、その超えた金額を支給する制度です。ただし、入院時の食事負担や差額ベッド代、先進医療費などは含まれません。このため、この部分だけを民間保険で補てんするとか、預貯金で補てんするということを考えても良いかもしれません。なお、最も重要なポイントは収入により、この制度で使える上限の限度額が異なってくるということです。

【高額療養費制度とは？】

例 70歳以上・年収370万円〜770万円の場合（3割負担）
100万円の医療費で、窓口の負担（３割）が30万円かかる場合

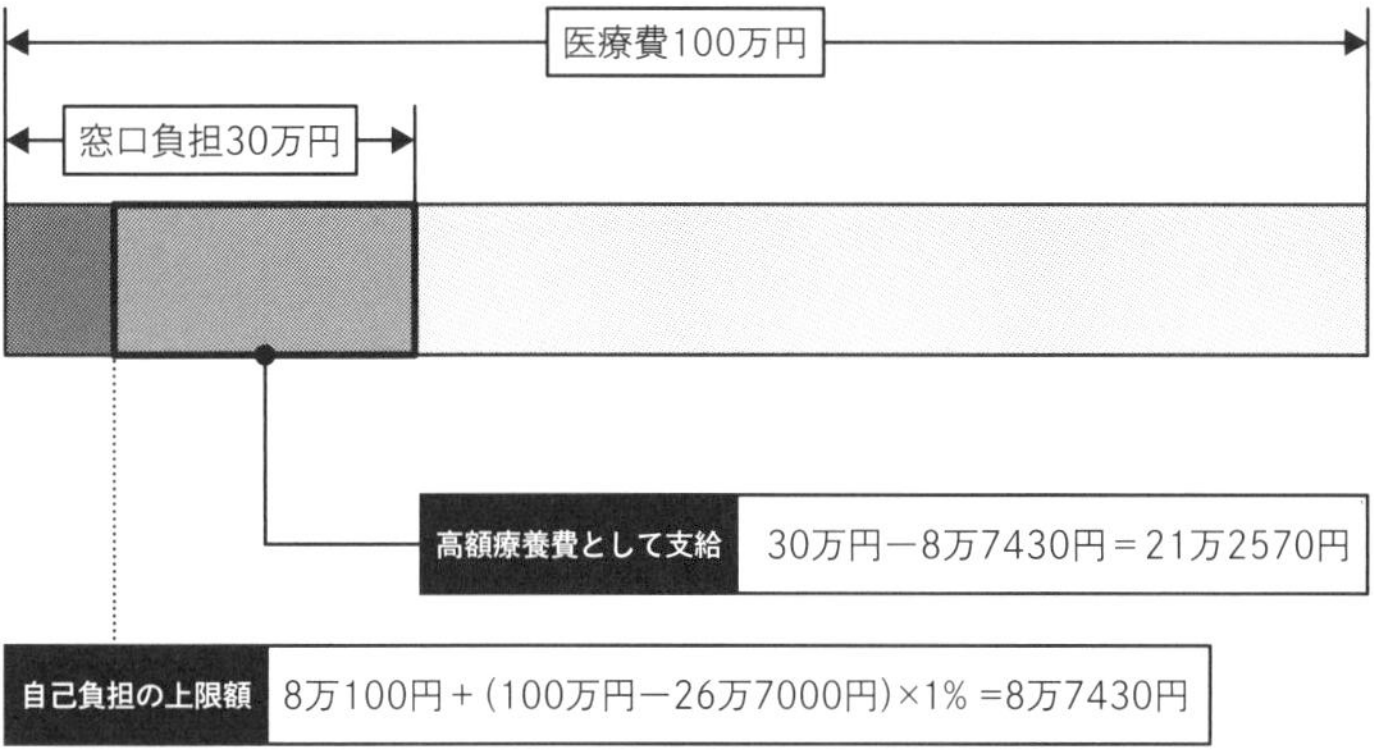

　例えば、70歳以上、年収約３７０万円〜７７０万円の世帯で、医療費が１００万円の医療費で窓口負担が３割であった場合です。

　窓口の負担金は３割ですから、30万円ですが、図にあるように高額療養費として、21万２５７０円は戻ってきます。ですから、実質の自己負担額は、月額８万７４３０円となります。自己負担額は、前述にも書きましたが、収入により異なりますが、大きな金額を保険医療で受ける場合は、とても心強い制度となっております。

　本書では、一部の例の紹介としますが、高額療養費をネット検索してもらうと収入別に調べられます。

先進医療や差額ベッド代で考えておくこと

この高額療養費制度を活用すれば、高額な医療費に悩まされることは減ると思われます。そのため、標準医療※を受けることを想定している場合は、仕事ができない時の生活費や稼ぎが減ることへの備えをすればある充分に賄えるでしょう。

※標準医療は「平均的・普通な医療」と言う意味ではありません。標準医療は世界標準で通用する有効性や安全性が高く最も推奨される医療です。

一方で、全額自己負担（医療保険も使えない）の先進医療※を受けたい場合、差額ベッド代を使いたいときなどは、高額療養費制度の対象外となりますので、標準的治療以外の医療を求める場合は、貯蓄や民間保険に入る検討が必要にあると思われます。

ここでも判断できるようにある程度の金額は知っておきましょう。

金額では、がん治療に使われる最も高額な先進医療の重粒子線治療、陽子線治療が高額で、300万円前後です。

また、差額ベッド代（正式名称：特別療養環境室）についての参考金額をご紹介します。金額は2022年7月1日の厚生労働省の資料に基づいています。

1人室　8322円／日
2人室　3101円／日
3人室　2826円／日
4人室　2705円／日

差額ベッド代は、1人個室以外にも4人部屋まで認められています。右記の金額は平均金額です。

4人室であっても、1カ月で2705円を30日分で計算すると8万円ぐらいです。

高額療養費制度の適応外のため、医療費以外では多くの場合は差額ベッド代の負担が

一番大きくなりやすいです。

ここで注意して欲しいのは、個人の希望で差額ベッド代を利用するのは何も問題ないのですが、**病院によっては、無料の部屋が空いてなくて差額ベッドの部屋しか空いてないから利用の同意書を求めてくる場合がありますが、これはお断りできます。**

病院都合で、満床であるからという場合、治療上隔離をする場合などは、差額ベッド代の支払い義務は同意書にサインしなければ、不要です。（令和4年3月4日の厚生労働省通知より）ですから、希望していない場合の注意点は、同意書にサインしないでください。なお、入院時は、同意する書類がたくさんありますが、冷静に対応してください。本人がきつい場合は、ご家族にもこの話をしっかりしておくことをお勧めします。

高額療養費制度を使えば、とてつもなく高額な医療費負担は避けることができる仕組みがあることはご理解頂けたでしょうか。日本はある程度の貯蓄を作っておけば、最高の医療を受けることができる国です。万が一の場合には不安がつきものですが、正しくリスクを見積もってみてください。民間保険を批判するものではありませんが、高額療養費制度、差額ベット代、先進医療代などを見積もって、判断をしましょう！

税金を知れば、医療費が安くなる

「医療費控除」や「セルフメディケーション税制（医療費控除の特例）」ってどんな制度かご存知でしょうか？　高額療養費制度との違いはなんでしょうか。

医療費控除とセルフメディケーション税制は、ひと言でいえば「去年はたくさん医療費がかかりましたね！　少しでも負担を下げるために、税負担を軽くしてあげますよ」という制度です。

「高額療養費制度」すなわち「収入の割に、医療費がかかり過ぎているから、医療費の一部をお返ししましょう！」とは、異なる制度です。

なお、**「医療費控除」**や**「セルフメディケーション税制（医療費控除の特例）」**と**「高額療養費制度」**も併用可能です。

そもそも医療費控除とは？

税金の計算は複雑に思われるかもしれませんが、医療費控除は至ってシンプルです。給与、年金、不動産収入などから計算された所得からさらに差し引くことができる控除です。年収により異なりますが、以下の式で表せます。なお、医療費控除を行う場合は、会社員の場合、年末調整、もしくは確定申告が別に必要になります。

■総所得金額等が200万円以上（給料だけもらっている人なら、約300万円以上の年収）
医療費控除（上限は200万円まで）＝（実際に支払った医療費の合計）－（保険などで受け取った金額）－10万円

■総所得金額等が200万円未満（給料だけもらっている人なら、約300万円未満の年収）

医療費控除（上限は２００万円まで）＝（実際に支払った医療費の合計）－（保険などで受け取った金額）－（総所得金額等）×５％

医療費として認められるもの

治療目的で医師や歯科医師が指示したものは原則ＯＫ（保険適用外の歯科治療、未認可の先端医療でも治療を主旨としたものであれば認められる）ですが、予防とか美容、健康増進関連のものには認められません。

例えば、治療として認められないものとしては、予防接種や人間ドック、健康診断です。ただし、健康診断によって重大な疾病が認められ、治療が必要になった場合は認められます。

タクシー代も場合によっては認められます。緊急性を要するような症状でタクシーを使った場合は認められますが、通常の通院のためのタクシー代は認められません。もちろん、ガソリン代や駐車場代も同じように認められません。

医療器具では、義手や義足、松葉杖、補聴器などは医療費控除として、認められます。しかし、医師の診断がない老齢者用の補聴器や通常のメガネ代、病気の予防のための血圧計や体温計は認められません。

入院については、部屋代、医師の指示が必要ですが、差額ベッド代、食事代、治療に必要な水枕などが認められます。しかし、パジャマや洗面具などの身の回りの物品費用やぜいたくとみなされる特別室の差額ベッド代は認められません。

医療費控除は、本人はもちろん、生計を一つにしている（別居していても同じ財布で生活をしている場合や、仕送りを送っている場合）配偶者、子供、両親の金額もまとめて申請することができます。高齢のご両親に仕送りを送っている場合も当てはまりますので、施設などに入っていれば、医療費控除の上限額の200万円になる可能性もあり、大きな控除になることもあります。

医療費控除後の課税所得でお得度が決まる

医療費控除の仕組みは、使った医療費が多かったため、その金額相当には、税金が課税されませんというものです。医療費控除によって要するに課税所得が減るということです。

ご存じのように所得税は累進課税といって、多く稼いでいる人ほど税金が高くなる、高い税率が適用される、ということです。このため、所得から控除を差し引いた課税所得額が高ければ高い税率が適用されますが、医療費が高く、医療費控除によって、課税所得額が減れば税率も変わる可能性があります。

会社員の場合、医療費控除が行われて、源泉徴収によって支払いすぎてしまった税金が年末調整によって、戻ってくることがあります。これを還付金といいますが、還付金の計算をざっくりと計算することができます。

①まず自分の課税所得額を算出します。

②その課税所得額から、国税庁のホームページの所得税率表での所得税の税率を調べます。

所得税率表（https://www.nta.go.jp/taxes/shiraberu/taxanswer/shotoku/2260.htm）

③あらかじめ算出した医療費控除額に所得税税率をかけたものが、還付される金額になります。

具体例で見てみましょう。

（例）課税所得金額が３５０万円で医療費控除額が１００万円の場合
医療費控除額１００万円×（20％（課税所得金額の所得税）＋10％（住民税））＝30万円

医療費控除を適用すると、約30万円が還付されるというわけです。

（例2）４人家族（夫婦、子供2人）、内子供の１人は大学生で別居中（仕送りあり）
夫課税所得３５０万円、妻２２０万円、夫医療費10万円、妻医療費10万円、別居中子供の治療目的の歯科矯正１００万円の場合

家族の医療費控除合計は、歯科矯正が保険外であっても合算できますので、10万円＋10万円＋１００万円となり、１２０万円です。

ご主人の課税所得が奥様より高いので、ご主人の確定申告で家族分まとめて医療費控除の申請をすることで、家族の医療費控除合計１２０万円×（所得税20％＋住民税10％）＝36万円が還付されることになります。

セルフメディケーション税制（医療費控除の特例）

セルフメディケーション 税控除対象

セルフメディケーション税制は、医療費控除の特例となっている制度ですが、「健康の維持増進及び疾病の予防を進める取り組み」です。上のマークのついている市販薬の購入額が1万2000円以上の場合は、医療費控除と同等に考えて良いとされる制度です。

なお「市販薬限定」であり、病院やクリニックなどから処方される薬は含まれません。

金額を方程式で表すと、

■（セルフメディケーション税制（上限8万8000円））＝

（対象となる市販薬の購入額合計）－（1万2000円）

となります。

セルフメディケーション税制は、医療費控除の特例であるため、医療費控除とほとんど同じ考え方をします。

①対象となる市販薬の購入額は、生計を一つにする家族、親族分を合算できる。

②セルフメディケーション税制の金額を控除できるが、所得税によってお得度が変わるとなります。

ただし、こちらも注意点があります。

①通常の医療費控除とセルフメディケーション税制（医療費控除の特例）の併用はできませんから、どちらか一つお得の方を選ぶようにする必要があります。

②「健康の維持増進及び疾病の予防を進める取り組み」を目的としている取り組みですから、以下のいずれかを受診している人のみが対象になります。

1．特定健康診査（メタボ健診）または特定保健指導

2.予防接種（定期接種、インフルエンザの予防接種）
3.勤務先で実施する定期健康診断（事業主検診）
4.保険者（健康保険組合、市区町村国保等）が実施する健康診査（人間ドック、各種健（検）診等）
5.市町村が健康増進事業として実施するがん検診
6.市区町村が健康増進事業として実施する健康診査（生活保護受給者等を対象とする健康診査）

医療費控除やセルフメディケーション税制（医療費控除の特例）のやり方

毎年1月1日～12月31日までの医療費（医療費控除の場合）または、対象となる市販薬の購入額合計（セルフメディケーション税制の場合）の金額を比較します。

「医療費控除」と「医療費控除の特例（セルフメディケーション税制）」どちらの利用がお得になるかのシュミレーションがついているサイトも紹介しておきますので、概算で計算したい方は是非こちらを使ってみてください。

日本一般用医薬品連合会（https://www.jfsmi.jp/lp/tax/refund/）

お得な金額になる控除金額を記入して、毎年２月中旬から３月１５日までに確定申告を提出して完了です。

なお、確定申告についても簡単にまとめておきます。サラリーマンとして年末調整をしている方も確定申告は必要で、年末調整時に会社より発行される源泉徴収表をみながら、確定申告を行います。

税理士に頼まなければならないとか、複雑で大変そうと思われる方もいらっしゃると思いますが、給料や年金で生活されている方はびっくりするほど、簡単です。他に事業収入、不動産収入などがある方は少し複雑ですが、このような方は税理士がついていると思われますので、医療費控除もよろしく！　とお伝えすればやってくれる筈です。

最近の良いニュースに、医療費控除は、使用した金額などをエクセルなどでまとめる必要があるのですが、マイナンバーカードを使えば、保険診療で使った医療費は、確定申告に使うデータを一括で作ってくれます。（ただし、保険診療以外のものは別です。）

自分で確定申告を進めるときは、一般人向けに動画も多く出ているので、参考にしてください。インターネットが苦手な方は、税務署に問い合わせれば、無料でわかりやすく教えてくれます。

医療費控除、セルフメディケーション税制（医療費控除の特例）は、「去年はたくさん医療費がかかりましたね！　少しでも負担を下げるために、税負担を軽くしてあげますよ。」というものですが、確定申告の敷居が高くやらない方が一定数いらっしゃりますが、昔よりかなり身近になっています。ぜひ利用してみてください。

在宅医療は入院医療よりお得

ご自宅で医療を受けるときの話（在宅医療）について簡単にまとめます。ここでは「入院」の費用と「在宅医療」の費用の比較についてを伝えしたいと思います。

医療職が訪問する仕組み

在宅で、医師、看護師、薬剤師のサポート受けるためには、「医療機関や薬局に通院困難である場合」に限られます。ざっくりいうと、介護保険で認定を取れるレベルであることです。ちなみに、「介護保険では、寝たきりや痴呆などで常時介護を必要とする状態（要介護状態）、家事や身支度などの日常生活に支援が必要になった状態（要支援状態）になった場合に、介護サービスを受けることができる」とされています。

ちなみに、在宅医療関係の権限者は、医師です。医師が要請を看護師や薬剤師に出す仕組みになっていますので、考える時には医師への相談が1番近道と思います。

在宅医療は、病気や状態にもよりますが、モデルプランとしては、医師が月2回、看護師が週1〜2回、薬剤師が月1〜2回程度訪問の訪問計画になります。医療面のサポートはかなり手厚くできますし、介護保険取得者であれば、他日程は、介護職の人に入ってもらえればある自宅でも満足度高いサポートが受けられます。

在宅医療は入院よりお得な理由

注目は、在宅医療が高額療養費制度の表で、「外来」の区分に入るということです。患者さんは「病院や薬局に通院困難である人」ですから、固定収入がない人を除けば、年収370万円以下の人が大部分かと思います。

病気治療で入院すると、医療費はほぼ限度額一杯使いますので、毎月5万7600円かかります。ところが、在宅医療は、区分が「外来」になるため、訪問サービスを

【在宅医療のしくみ】

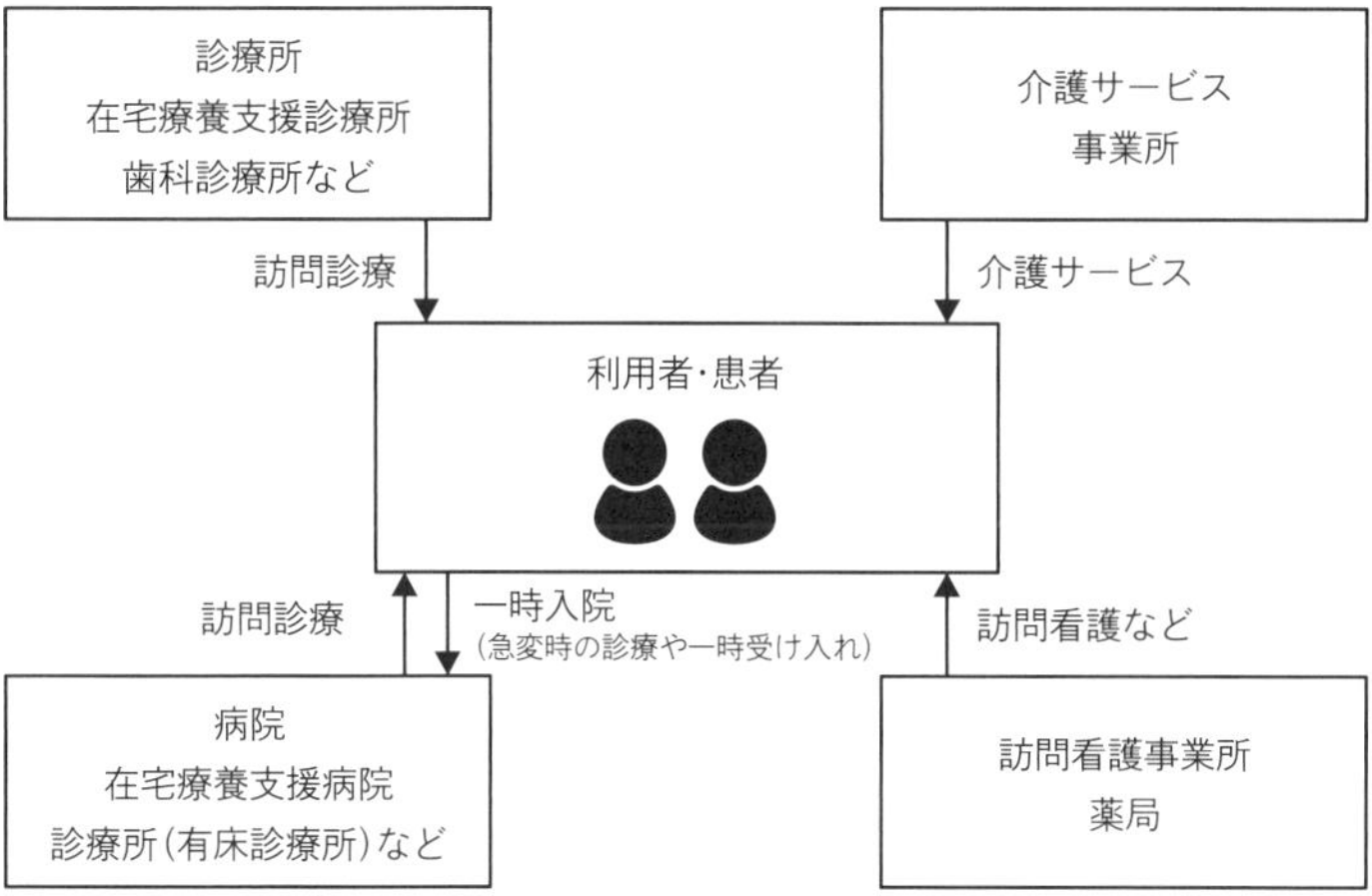

利用することになりますので、毎月1万8000円となります。そのため、「入院」の時に比べて「在宅医療」にすると、毎月の支払金額が3~4万円限度額が下がるため安価になります。

在宅医療は、急激に悪化する感染症とかには馴染みませんが、長くお付き合いしなければならない病気（膝関節系の病気、がん、心臓の病気（落ちっている時）、脳梗塞系（落ち着いている時）など）は、金額的にも使いやすくなります。

おわりに

どの業界でもあるでしょうが薬の業界でも、なんでそうなるの？　と思うことがあります。

例えば、癌に効くという民間療法があります。この民間療法が患者さん達の中で、有効であると話題になっているのです。

実を言うと民間療法の定義は明確ではありません。「補完代替医療」などの一部として、民間療法が扱われることがあります。

補完代替医療とは、日本では「補完代替医療」の明確な定義はありません。現代の西洋医学とは異なる施術や民間医療と考えられています。

ちなみに、アメリカの国立補完代替医療センターの定義では、「一般的に従来の通常医療とみなされていない、さまざまな医療ヘルスケアシステム、施術、生成物の総称」とされています。

厚生労働省の調査（「わが国におけるがんの代替療法に関する研究」）では、次のようなことがわかっています。

がん患者3100名のうち、1382名（45％）が1種類以上の補完代替医療を利用し、その利用に当たって、毎月5万7000円を出費しているということです。利用している内容としては、健康食品やサプリメントが9割以上を占めています。主な利用目的は、がんの進行抑制（67％）、治療（45％）になります。

一方で、そうした補完代替医療を利用している人たちは、57％の人が、補完代替医療の内容について、十分な情報を得ていません。さらに、補完代替医療を利用している患者さんの61％は、利用していることを主治医には相談していないのです。

それでも補完代替医療を利用していなくても、その利用を考えたり、興味を持ったりする患者さんは多いと言われています。利用している人と興味を持っている人を合わせると、がん患者の8割以上を占めるとも言われています。

しかし、本書にも書きましたが、直接的な抗がん効果が科学的に証明された補完代替医療はほとんどありません。そして、標準治療に取って代わるような施術や治療は現時点では存在していないのです。
そして、補完代替医療を主治医に相談せず実施して、薬の相互作用や副作用によって、健康被害が起きることもあるのです。このように補完代替医療はサポートとして活用することが、現時点では望ましいと考えられます。

最終結論だけ聞くと、なぜ？　と思いますが、こういった問題を、掘り下げていくと、意外と複雑です。

民間療法を開発している企業は、営利団体ですから利益を上げなければなりません。利益を上げるためには、お客様に商品を知っていただき、購買行動につなげる活動が基本になります。健康のテーマであるとどの程度効くのかは大きな訴求ポイントになるでしょう。私達専門家からみると、あまり効果が高くないのではないだろうと思うものもありますが、嘘をつかずに購入見込み者の注意を惹くラインで宣伝することは、合法です。

医療機関や薬局は、なぜ止めないのか？　と思う方もいらっしゃると思いますが、民間療法を相談される方はまれです。また短期間のアドバイスで行動変容をしていただくのは難しいです。民間療法の会社、医療機関や薬局の相方にとっても、法律は守られている中での話は対応は難しいでしょうし、法律を変えても新たな問題点が必ず現れるでしょう。

このように民間療法は、世の中は複雑系により生み出され、正しくなくても信じられるようになります。

しかし、健康に関しては、我々は複雑な理由だから仕方ないと諦めることはできないのではないでしょうか。身体は、代替えができるものではありません。お金を払って新しいものに変えてもらえるなら、気持ちは楽でしょうが。

ですから、自分の身体を守るためには、正しい情報を使いながら、勉強しなければならないといけないと思います。本書は、身近なことでも、勘違いされていることや知られていないことを中心に書きました。気になる切り口は、是非深堀して調べてみてください。一番シンプルな方法は、医師や薬剤師などの説明で理解できない時は、納得できるまでしっかり確認してみると正しい情報に近づきます。

本書を作成するにあたり、本の企画の段階ではネクストサービスの松尾様、大沢様、内田様から多くのお力添えを頂きました。本の製作では総合法令出版社の皆様、ライターの宇治川裕様には親身なサポートを頂きました。深く感謝の意を表します。また、友人の現場薬剤師や医師の皆様から課題を貰いまして、本を執筆することができましたことを感謝申し上げます。

原稿の紙幅の関係もあり、本書を執筆するにあたってお世話になった方々のお名前をすべて記すことはできませんが、様々な形でご協力を頂いていた皆様に対し、心から感謝を申し上げます。

最後に、私の執筆を常に支え、励みを与えてくれる家族へ。いつも本当にありがとう。

２０２３年12月　鈴木　素邦

●一般の方向けの講座をご検討されている方

ご高齢の方や薬に興味を持たれている方向けに「薬を賢く使う講座」を行っています。

●薬剤師向け

若手薬剤師向けの「服薬指導に厚みを持たせる講座」を行っています。薬剤師での常識でも、患者さんの常識ではないギャップを中心とした講座です。

右記のようなご要望がございましたら、著者の鈴木素邦が代表をつとめる会社のホームページよりご相談ください。

https://kuraya-s.jp/otoiawase/

鈴木素邦（すずき・そほう）

1980年生まれ、千葉県出身。薬剤師、経営学修士（MBA）。東京大学、慶應義塾大学など32大学の教壇に立ち、3万人以上の薬剤師を世に送り出す。また、大手製薬企業20社以上から研修依頼なども受け、論理的でありながらユーモラスな講義で人気を集める。マネージャーとしてもチームで成果を出し、学長賞を2回受賞。現在は、祖父が創業した不動産管理会社の3代目社長に就任。経営ノウハウ、マネージャー経験、薬剤師経験などを生かし、薬局経営コンサルティングを新規事業として立ち上げ、薬局経営を指導している。

その一錠があなたの寿命を縮める
薬の裏側

2023年12月19日　初版発行
2024年 1 月15日　2刷発行

著　者　鈴木素邦
発行者　野村直克
発行所　総合法令出版株式会社
〒103-0001 東京都中央区日本橋小伝馬町15-18
EDGE小伝馬町ビル9階
電話　03-5623-5121
印刷・製本　中央精版印刷株式会社

ISBN 978-4-86280-927-8
総合法令出版ホームページ　http://www.horei.com/